大展好書 好書大展
品嘗好書 冠群可期

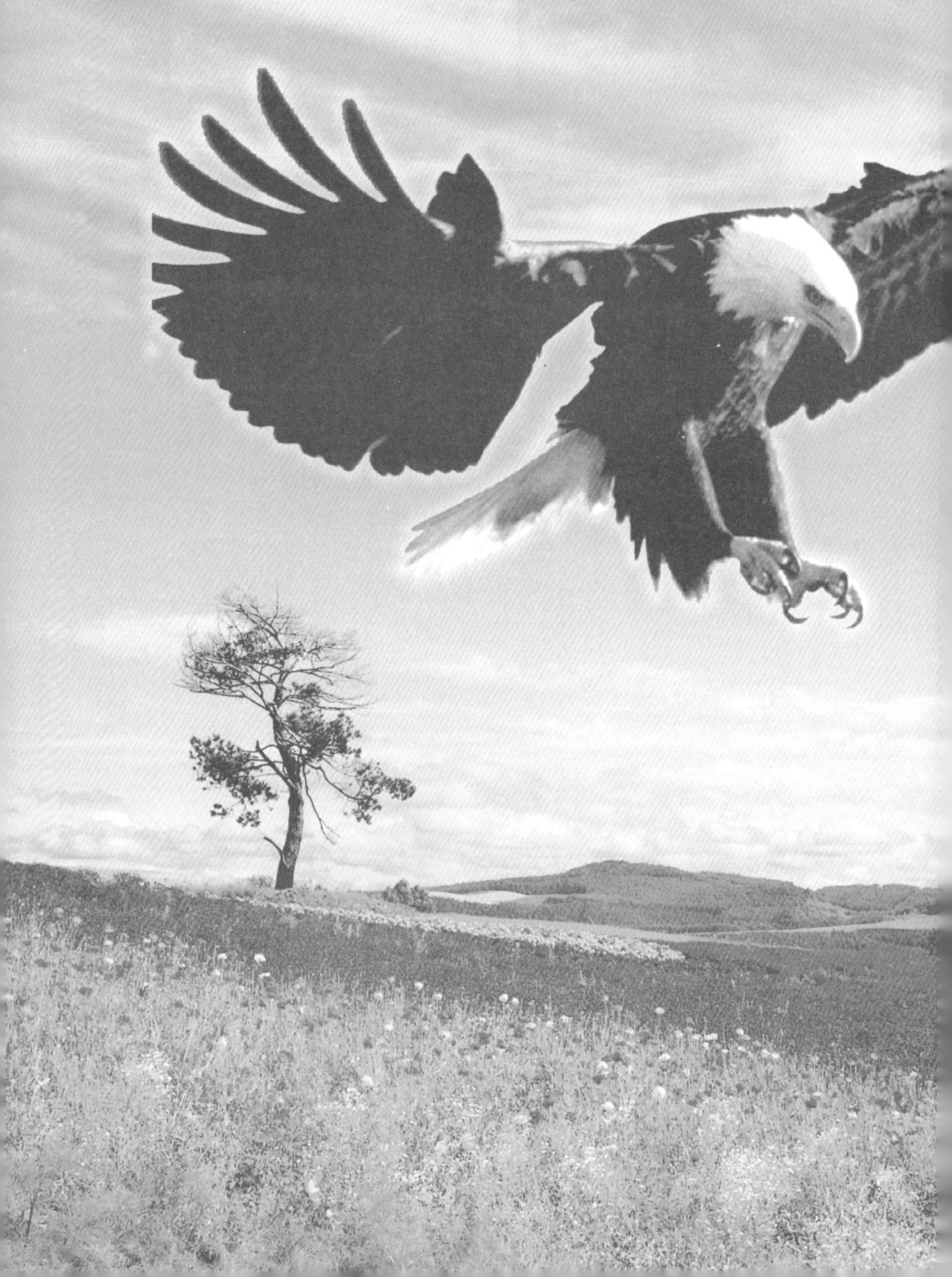

大展好書　好書大展

品嘗好書　冠群可期

中醫保健站：82

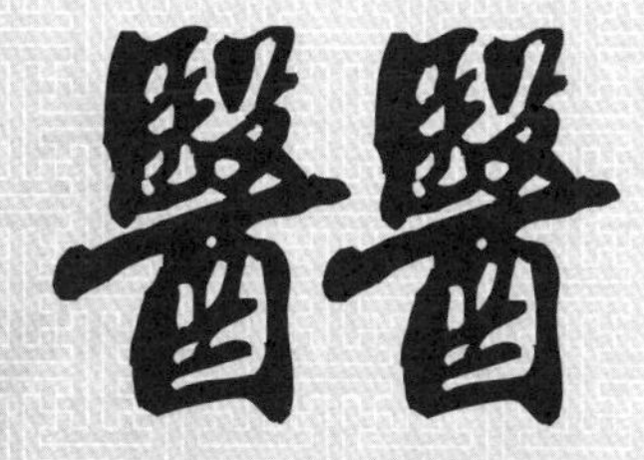

醫醫

告別中醫西化

李致重｜著

大展出版社有限公司

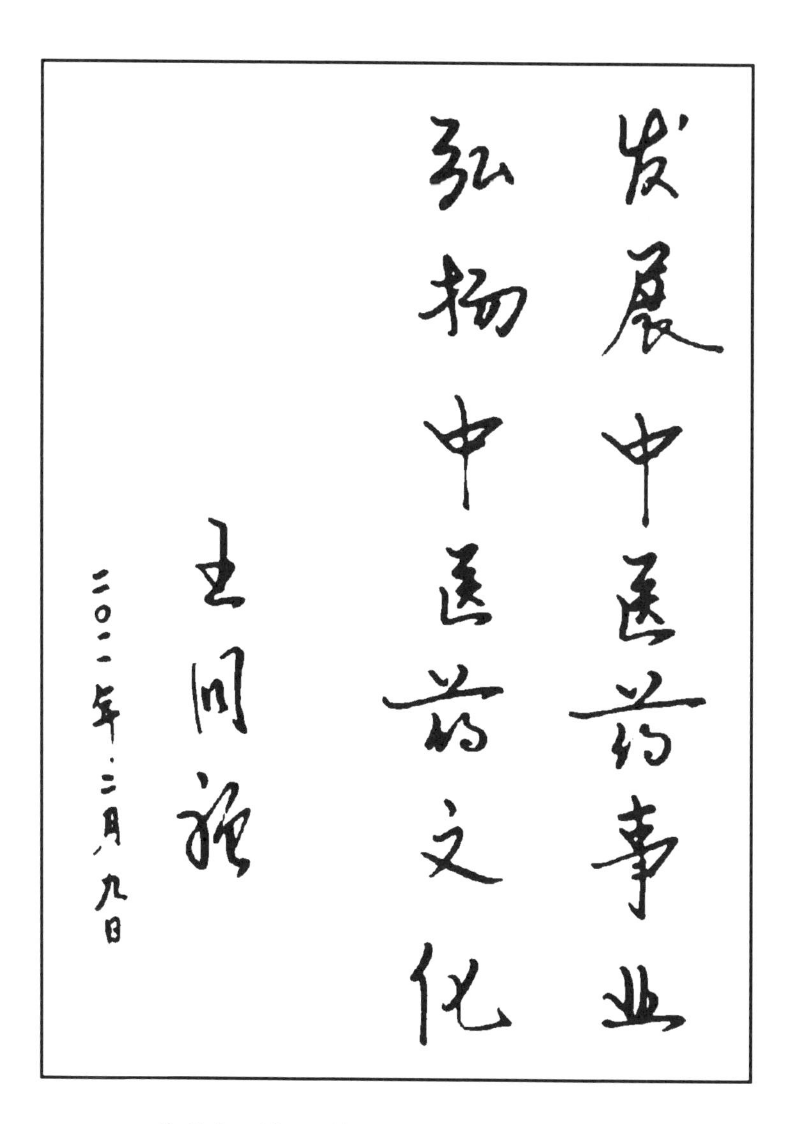

衛生部副部長兼國家中醫藥管理局局長
中華中醫藥學會會長王國強為本書題詞

国家中医药管理局

人类健康，也为中华民族的[illegible]和中
华[illegible]应有的贡献。

[illegible]您的书[illegible]书名，得
[illegible]字写得不好，且以
[illegible]敬[illegible]，望见谅！
[illegible]，如有用则作为
[illegible]！
[illegible]您的大作为中医药
[illegible]号！
[illegible]致

[illegible] 敬上
2011.2.9

国家中医药管理局

李致重先生：

您好！首先恭祝您新春快乐，身体健康，万事如意。

您寄来的信、书均收到，因春节前比较繁忙，迟复为歉。感谢先生对中医药事业的执着追求和研究，以及对中西医两种不同医学理论体系的分析和论证。也感谢先生对目前中医药发展[illegible]中医药工作的关注和认同。我们将继续努力，克服困难，把工作做得更好，让祖先留下的宝贵遗产得以发扬光大。送福

王國張會長關於題詞的說明函

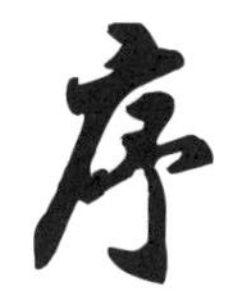

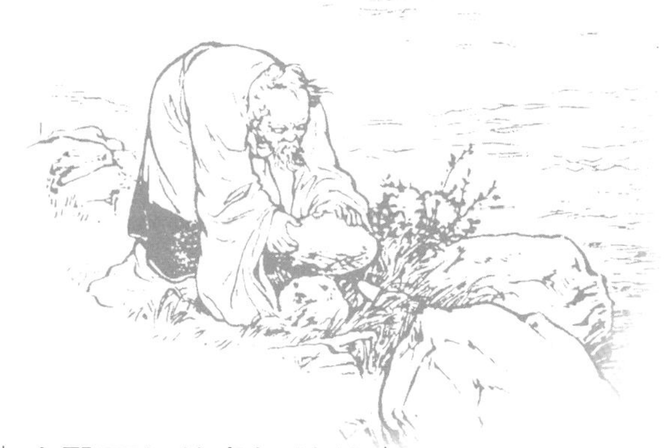

序

中醫百年的睿智總結

鴉片戰爭以降，西學東漸，中華文化一直處於「三千年未有之大變局」中。我們的民族曾不斷做著「慌亂盲目的文化抉擇」，甚至長時間容忍以「最崇高」的名義對文化實行摧殘。今年，辛亥革命已歷百年，五四新文化運動也年過九旬，真是應當對我們民族百年來的文化歷程做一番認真的反省了。

正當此時，李致重先生以中華文化之命運為大背景，深刻總結中醫之路的新著《醫醫——告別中醫西化》即將付梓。這是一本以睿智、仁愛、忠勇之心，犀利痛陳以往並正確指向未來的大作。

本書指出，民國時代走日本人「滅漢興洋」的老路，鼓噪「廢止中醫」，是一場沒有成行的悲劇；而 20 世紀 50 年代以後，長期強制推行的「中西醫結合」，則是以「結合」為名，行「中醫西化」之實，使中醫在「發掘」中肢解，在「提高」中湮滅，已經造成空前的損害。作者認為，唯一正確的做法應當是依遵 1982 年憲法，中西醫共存、並重，按各自的規律發展；在臨床上「中西醫配合」，二者相互補充、合作。本書言簡意賅，情深理明，讀後讓我止不住心跳，感到沉重而又振奮，暢快淋漓而又任重道遠。

中醫是中華文化的結晶，是中華文化精神的集中體現，有著燦爛的歷史，近 20 年來正快速走向世界，為越來越多的國家和地區的民眾所喜愛。可是，中醫在她的故鄉卻不能不令人擔憂，因為「中醫西化」這條決然走不通的「不歸路」，始終難以叫停。

原因何在？

從本質上說，各種形式的「中醫西化」，不過是 20 世紀初開始的喪失文化主體，陷入文化自卑、自虐、自殘的繼續。其力量之所以如此之大，其延續的時間之所以如此之久，原因正如作者所指出的，一是「行政決定科學」，缺少學術自由；二是「近代科學主義」肆虐，形成「非典型性文化專制」，甚至「自願從屬」；三是「近代哲學貧困」，對中國傳統文化與科學，包括中醫，做不出本原理論的說明。

為了扭轉「中醫西化」和文化精神潰敗之勢，致重先生在書中果斷提出：直到當前，擺在我們面前最緊迫的學術任務仍然是兩條：第一是中醫學的正本清源，第二是中醫學的科學定位。正本清源要從強化經典教育開始，科學定位應從中西醫比較入手。我完全贊成這一主張。

事實上，這兩件事相互為用，是「一而二」，「二而一」的：要科學定位，就須正本清源，明瞭起點和根本特色；而正本清源也正是為了科學定位，對根本特色給出一個現代的說明，在研究對象和研究方法上劃清與西醫的根本分界。唯有把這兩件事做好，才能回答中醫「我是誰」「我是怎麼來的」的問題，才能明確知道，中醫應當登哪一個舞台，應當跳什麼樣的舞。

那麼，怎樣才能順利做好這兩件事呢？我想關鍵在努力擺脫「哲學的貧困」，突破某些舊觀念的侷限。應充分認識到，不僅文化是多元的，科學也是多元的，中國與西方在文化和科學上，是對稱互補卻不可通約的兩個源、兩個流。

我們知道，在西方學術中，發生影響的哲學，不僅有唯物論，同時還有唯心論，還有基督教哲學和其他多種多樣且不斷自由翻新的哲學理念。這就使得他們的理論和科學思維容易多元發展，少受拘束。

至於中華文化和中醫學，其本原思維和理論基礎與整個西方的主流相比，則根本不同。這個不同，我們必須本著思想解放、學術自由的精神，在認真研讀中華經典中，在中西文化與科學的求實比較中去揭示，去把握。在這裏，在一切學術領域，要想獲得真正的成功，既不可以「行政決定科學」，也不可以有任何「典型性」或「非典型性文化專制」。

醫學的目的最終是要透過臨床恢復和提高人的健康，一定要落實到實際應用和臨床操作上去。這一點沒有任何疑問。但是，光看到這一點是不行的。一千四百年前的孫思邈已經告誡我們，不學「易」，無以成大醫。「易」，就是中國的哲學，就是中醫的本原思維。

孫思邈作為一位無與倫比的中醫臨床醫生深切體會到，缺少哲學理論修養是難於成就大醫的。他那個時代，沒有強大西醫學術的挑戰，沒有「中醫西化」的干擾，即使在那時，做一名優秀的中醫還必須學習哲學，那麼，在中西文化激烈碰撞的今天，要想做好一名名副其實的中醫，要想守住中醫的本位並正確發展中醫，就更需要哲學的參與。

當今中醫的困惑，甚至個別人繼續高喊百年前「廢止中醫」的主張，從學術上講，其實都源於哲學的貧困和哲學的誤導。

我十分欽敬的致重先生，正是一位專攻中醫，同時又精心鑽研西醫和中西哲學的學者。在過去的若干年裏，他高屋建瓴，以深沉的思考，為我們寫出了一系列頗具啟發性的關於中醫學方法和發展中醫戰略的論文與專著。他的著作，尤其是現在擺在我們面前的《醫醫——告別中醫西化》，我希望所有關心中醫和關心中國文化的朋友都讀一讀。因為中醫的命運連著中國文化的命運，而中國文化的命運又決定著中醫的命運。

本書作者以充足的理由呼籲，要「告別中醫西化」；同樣，我認為，以西學或誕生於西方的任何一種學說來「通約」東方的中華文化，都是走不通的。我們的一項重要使命，正是要說明中華文化，包括偉大的中醫學所特有的理論和對人類不可缺少的特有價值。

致重先生斷言：中國注定還有一場對文化啟蒙的新啟蒙，這就是關於復興中國優秀傳統文化和文化精神的啟蒙。誠然如是，而這也將意味著人類的第二次文藝復興。《醫醫——告別中醫西化》這部著作，就在這一啟蒙之列。

劉長林

2011 年 2 月 6 日

（作者為中國社會科學院哲學研究所研究員）

前言

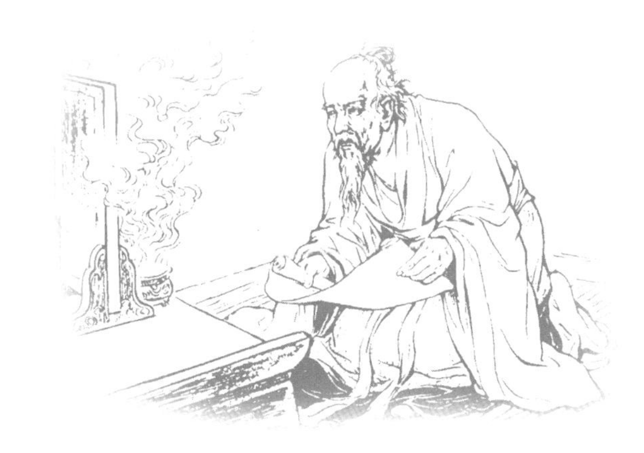

1840 年的鴉片戰爭以來，隨著西學東漸，中國面臨著史無前例的民族危機，也面臨著艱難的文化整合與重構。而今，一個半世紀過去了，經驗固然很多，但是教訓也確實不少。尤其在文化整合與重構上，就有許多值得我們反思與研究的問題。比如：慌亂中盲目、被動的文化抉擇，近代民族文化自卑症，對傳統文化的自虐、自殘與滅祖衝動，實用主義驅使下的近代文化、科學的西化等。這一切，不僅動搖了中華民族優秀傳統文化的根基，而且加劇了中國近代文化精神的潰敗。而文化精神潰敗，傳統根基不固，文化的整合與重構，便失去了起碼的基礎。直到今天，這些問題仍然橫在我們面前，需要認真思考，努力研究。

中醫是中華民族優秀傳統文化中的瑰寶。傳統文化根基的動搖與文化精神的潰敗，也使中醫長期處於風雨飄搖之中。廢除中醫，是近百年來中醫遇到的最大危機。1912 年北洋政府教育部「漏列中醫」事件背後，真正的用意是要「廢去中醫，不用中藥」。1929 年余云岫等人「廢止中醫案」的用意，是要首先廢去以《黃帝內經》為代表的中醫基礎科學體系。之後，改造或西化中醫，則是半個多世紀裏中醫遇到的又一重大危機。20 世紀 50 年代初的改造，是用西醫的基礎醫學與臨床醫學知識，重新教育執業中醫，以取代或淡化其頭腦中原有的中醫理論與臨床基礎知識。

20 世紀 50 年代末開展的中西醫結合運動，是在中西醫結合的名義之下，將中醫逼入西化的陷阱。經過改造或西化之後，中醫基礎科學體系及其指導下的辨證論治的臨床技術體系，逐漸被西醫的觀念和方法肢解、扭曲、取代。中醫便逐漸蛻變為丟掉靈魂、失去生命的軀殼——重新倒退回《黃帝內經》之前經驗療法的窠臼。這就是半個多世紀以來改造中醫、西化中醫的實質與結果。所以，廢除、改造、西化，其實是日本明治維新時期所推行的「滅漢興洋」模式在中國當代的重演。

事實已經表明，日本漢方醫學的昨天，就是中國中醫的今天。我們這一代人，直接見證了這一中國式的「滅漢興洋」的全過程。

筆者從 20 世紀 80 年代起，開始思考與研究中醫西化的問題，在此期間的思考與研究，大體可以用「兩次聚焦」來概括。所謂聚焦，就是鎖定思考、研究的方向和目標。

第一次聚焦大體在 1982—1995 年間。著重從中醫與西醫各自的基礎理論科學體系這一層面上，做比較研究。1995 年，以《論中醫學的定義》和《中西醫結合定義的研究》兩篇論文為代表，對於中西醫的研究對象、研究方法、概念（範疇）體系的本質屬性與特點，事實上已經界定清楚了。

第二次聚焦，大體從 1996 年開始。那時思考與研究的重點，主要集中在東西方科學史和哲學史的學習與比較上。以期透過文化整體層次的學習與比較，從歷史、文化的背景上，從方法論、認識論的源頭上，進一步把握中西醫產生的必然性及其本質。

當學習與比較逐漸上溯到東西方哲學的源頭時，令人興奮地發現，長期困擾我們的中西醫相互關係的問題，卻原來是科學和哲學源頭上的一些公理化、常識性的問題——既不需要證明，也不容你懷疑。2009 年發表的《中醫學的科學定位——科學、哲學、人、中醫、名實》一文，應該是第二次聚焦的總結。

從本書第四章所提到的有關中西醫相互關係的十條公理化原則來看，廢除、改造、西化中醫，違背了人類科學、哲學的公理與常識。用西醫的觀念和方法來驗證、解釋、改造中醫的做法，是不可能、行不通、不可取的。過去有人說，不應該執著於「中醫西化不歸路」。

今天我們應該說，過去半個多世紀裏，我們將無法估計的人力、財力和物力，灑在了「不可能被西化的中醫西化不歸路」上。所以在不可能、行不通、不可取的結論面前，中西醫結合名義下的形形色色西化中醫的做法，應當徹底休矣；儘快告別中醫西化，將中醫從根救起，是我們當今唯一正確的選擇。所以，中醫復興的時候，才是成功體現中國「中西醫並重」，「發展現代醫藥和我國傳統醫藥」決策的時候；才是全面啟動我國醫療衛生事業中西醫兩種主流醫學新格局的時候；也才是努力實現兩種主流醫學臨床配合，優勢互補，惠及民眾，譽滿全球的時候。

本書的第一、二兩章，主要從中國近代文化變遷的歷史背景，討論了傳統文化的自虐與中醫的自殘，討論了模仿日本明治維新時期「滅漢興洋」的思維模式，在中國廢止、改造、西化中醫的過程。

第三至五章，首先討論了文化精神潰敗下中西醫結合運動的混亂、盲目及其教訓；之後討論了告別中醫西化的若干公理化原則；最後討論了以中西醫兩種主流醫學為基礎的，中國特色的醫療衛生體制的新格局。

第六、七兩章，則從兩種主流醫學的新格局出發，討論了中西醫臨床有機配合、優勢互補的含義、原則、構想、實踐體會等。

最後在第八章裏，談了一些當代中醫的自醫，將中醫從根救起的思路與願望。其後的附錄裏，選了幾篇相關的中醫科學學、軟科學研究的論文、資料，以便於讀者前後對照參閱。

謹以此書獻給我的父親李俊文、恩師柴浩然；獻給中華中醫藥學會第一、二、三屆理事會的理事們！在本書行將出版之際，謹向始終不渝地關心、幫助、鼓勵、愛護我的長輩、老師、朋友們，表示誠摯的敬意和衷心的感謝！感謝我的家人，感謝他們一直以來的理解、支持和默默奉獻。感謝北京和香港的青年中醫們，感謝為本書的出版提供幫助的于紅、李宇銘、李凱平、李笑宇、王明浩、劉微英、徐麗麗、林振邦、鄭浩迪、陳海勇、蔡杰天等。

李致重

目錄

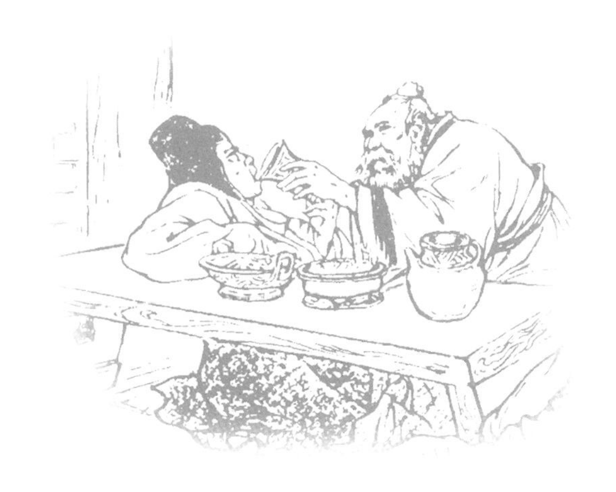

附錄二　中醫要發展必須過三關......175

附錄三　依據中醫的科學特點立法......191

附錄四　生於憂患......209

第一章

傳統文化自虐和自殘中醫的背景

一百多年來，中國的傳統文化與科學，一直籠罩在持續的自卑與自疑的陰影裏，因而造成了空前的中國傳統文化精神和思想的失神。

中醫是中國優秀傳統文化的一個組成部分，在這種文化背景中，自虐、自殘衝動和滅祖衝動也自然籠罩著中醫。在辛亥革命一百周年的今天，是應當對我們民族一百年來的文化歷程，做一番認真反省的時候了。

為此，這裏討論中醫學術的興衰與存廢，首先要從中醫所在的文化背景談起。

一、三千年未有之大變局

自 1840 年的鴉片戰爭以來，李鴻章（1823—1901）先生把他所在的內外交困的時代特點，稱之為「三千年未有之大變局」，這是有一定道理的。

應當說，李鴻章所講的大變局，主要是從政治、外交、軍事、經濟、文化等現實社會角度而言的。

我們認為，鴉片戰爭真正的大變局首先是人心——在人的文化心理上，其次才是現實社會的方方面面。所謂人的文化心理，主要是指那些在政治、經濟、外交、軍事、文化等方面占有一定知識資源，又手握著大大小小的權力，或者在社會上有一定影響力的那些讀書人的心理取向。這種心理取向，也就是文化精神。

1｜內外交困時代的亡國滅種危機

中國在長達兩千多年的封建專制的社會體制裏，曾經發生過多次專制王朝的權力更替。不過這種更替，基本上是在中華民族特定的範圍內進行的。

自秦至清，中國社會始終是老瓶裝陳酒——專制王朝的體制，兩千年來大體上沒有改變。

雖然常常有一些內部爭鬥或者局部的戰爭，也常常有一些天災饑荒或者瘟疫流行，但是在多數情況下，多數人還是會在固有的體制內，在固有的文化習慣中，得到一定的安適與和諧的。至少在多數情況下的多數人，不會為「亡國滅種」而擔憂。

然而，中國清代末年則完全不同。當王朝內部潰敗，面臨改朝換代的時候，正是歐美諸國日益富強、急遽膨脹的時候。尤其是那些從海上遠道而來的八國列強，以其船堅炮利闖進中國大門，群起而瓜分中國的野心暴露無遺的時候，朝野上下的讀書人，無不為之憂心如焚。

相繼發生的鴉片戰爭、火燒圓明園、甲午海戰、多項喪權辱國條約的簽訂、八國聯軍進北京等，在每一個中國人的心裏，一次又一次深深地刺上了「亡國滅種」的傷痕。這些痛苦，至今讓中國人不能忘懷。

可以說，鴉片戰爭從此使中國人失去了傳統文化孕育下的安適與和諧。在「亡國滅種」的威脅中，既怨恨政府腐敗無能，又怨恨列強橫行無理，形成了流行於近代舉國上下的一種特殊的文化心理。

2｜千年文化強國裏的文化心理重負

過去的三千年裏，中國一直是世界上人所共知的文明強國、大國。對於強和大，社會上有許多不同的版本或理解。

如果從文化的整體高度上看，中國的強和大，大體有三方面。

其一是精神文化，這是文化的主體。

以儒、釋、道為代表的精神、思想、價值觀哲學是其核心。在此基礎上，包括習俗、傳統在內的風格獨具、內容豐富的各種文化現象，都屬於這一範疇。更為重要的是，在中國文化主體精神孕育的中華民族大家庭，是世界上最大的文化群體，占了全世界總人口的五分之一。

其二是物質文化，這是建立在文化主體基礎上的物質文明。

這裏僅就經濟而言，自漢代以來，中國的國內生產總值（GDP）持續雄居世界第一，長達一千六七百年之久。直到1840 年的鴉片戰爭前後，中國的 GDP 仍然占全世界的三分之一左右。

其三是中華文化的包容性和影響力。

這裏僅就幅員廣大而言，中國的長江、黃河流域，五千多年來一直是中國的中心，不曾改變過。從歷史上看，儘管中國的版圖有大有小，有增有減，但總體上還是增多減少。以江、河流域為中心，包括珠江、淮河、松花江流域在內的，以中國文化緊緊地凝聚在一起的多民族的大家庭，始終是中華民族引以驕傲的。

隨著精神文化和物質文化的傳播，以中國文化特有的包容性和影響力，越來越為世界更多的人所注目。

從以上三方面看，中國五千年的強與大，主要的基礎是文化，是中國傳統文化強大的包容性和影響力。所以，根本的功勞不在帝王，而在我們的傳統文化。對於這一點，我們千萬不可忽視。

我們在這裏還要指出，封建的王權文化、專制文化是對中國傳統文化的異化，它是為封建專制制度服務的，是違背中國傳統文化主體的糟粕。因此，決不能把王權文化、專制文化，混同為廣大人民創造的文化，更不能把這些糟粕歸咎於儒、釋、道為代表的中華民族的文化主體及其精神、思想、價值觀念。

社會的政治、經濟、外交、軍事，其實是一種文化現象，它同樣不能脫離文化主體的支配。比如元太祖成吉思汗建立了蒙古帝國，元世祖忽必烈統一了中國；清兵入關建立了清家王朝，滿族後來同化為中華民族大家庭的一員。這其中的合一與同化，正是中華文化主體精神的包容性和影響力所致。所以，簡單地把政治、經濟、外交、軍事視為一個國家強大的根本，這一點是值得商榷的。

正是因為三千年來中國的強和大，近一百多年來中國朝野上下為此在心理上的負擔極其深重。多數懂歷史、有理性的人，都害怕做有負於三千年文明大國的罪人。

這種深層的心理重負，與文化根基不深不厚的弱小國家相比，心理上的感受完全相同。

後者也許在短期的無可奈何之後，很快會以自慰撫平民族的傷痛，但三千年雄居世界之首的中華民族，不會那樣簡單。

火燒圓明園、八國聯軍入侵北京這些事實，軟弱無能、奴顏婢膝的清家王朝成員們不會忘記，那是寫在中華民族歷史上第一次最大的恥辱；有血有肉的每一位中國人也不會忘記，那是刻在中華兒女心頭抹不掉的傷痕。

八國聯軍後來嘗到了中國是一塊吞不下的肥肉，但是日本人不懂，而且瘋狂地發動了侵華戰爭。這場抗日戰爭即使由八年延長到十六年，中華民族早晚也會把侵略者徹底驅逐出境的。這就是中華文化主體精神，一個千年文化強國在後人基因裏留下的力量。

其實，這也是三千年歷史的積澱在每一位中國人心理上的自然反映——為失去強大而求強、自信，為失去強大而悲憤、自卑，都是這種歷史積澱的心理反應。

自信與自卑，原本是一對孿生兄弟，只不過表現形式不同而已。而且自信與自卑越是受到壓抑，就越是變得過度強烈。一百多年裏，中國人的過度自信與過度自卑，往往表現得失去理智，甚至兩極分化，病態百出。

這其實不是中國人天性裏的基因出了問題，一方面因為內憂外患的形勢太複雜、太離奇，另一方面因為慌亂中的文化抉擇太偏激、太混亂。所以，過度自信與過度自卑這種兩極分裂的文化心理，是一百多年來中國文化抉擇中的兩種典型的病態。往往在同一個人身上，也時而過度自信，時而過度自卑。

講「三千年未有之大變局」的李鴻章，提出「以夷制夷」主張的是他，簽署多款喪權辱國條約的也是他。這一點是我們研究中國近代文化的時候，不可忽視的。

3｜慌亂盲目的文化抉擇

近代中國的文化抉擇，是整個國家的大事。這一歷史時期的文化抉擇，亦即東西方文化的整合與重構。

面對亡國滅種的大危機，如果手握著大大小小的權力或者在社會上有一定影響力的那些讀書人，能夠站在中華文化主體精神的高度上，把政治、經濟、外交、軍事作為一種文化現象，然後選擇出恰當的、具體的技術性戰略，也許形勢與效果會好得多。

現在講這些，當然是一種過時的假設或者想像罷了。因為一百多年裏中國的文化抉擇，有許多都是在慌亂中、被動的應付中，兩極分裂的爭論與內鬥中做出的。

這種慌亂中的被動應付，在清代專制王朝倒台前後，表現得更為普遍：面對西方強手，我們奮起反抗；面對大敗的痛苦，我們想到圖強；面對船堅炮利，我們師夷長技；面對西方以民意治國，我們實行變法；面對西方觀念新、民智高，我們反孔、反傳統，革新文化、丟掉自己；見到形勢稍有轉機，我們便派系林立、主義無窮，相互爭鬥、內亂不已……

我們總是跟在別人的後邊，政治家講政權，軍事家講打仗，知識菁英講主義；或者由著自己的性子，各自為政，自以為是地急於應對。

我們很少以正視歷史、現實的態度，從三千年中華文化的主體精神出發，自覺地、及時地、民主地、嚴肅地、全局性地、戰略性地研究和思考我們所面臨的東西方文化整合、重構的問題。對於這一點，文化人應負主要責任。

清代專制王朝倒台之後，對於中華文化主體精神基礎上的東西方文化的整合、重構，我們一直缺乏足夠的重視。比如，從現實社會的角度上看，中國在經濟、政治、軍事、文化、科學、技術、工業、農業等諸多方面應當如何適應呢？又如，從精神文明的角度上看，中國在文化、思想、價值觀、哲學等方面應當如何調整呢？再如，始於 20 世紀前後的「中學為體，西學為用」與「西學為體，中學為用」的爭論，為什麼還沒有搞清楚何為「中學」，何為「西學」，便各執一詞而又馬馬虎虎地收場了呢？

還有，始於 20 世紀 30 年代的「科玄論戰」，曾一度引起國內外學者的高度關注。為什麼參與者雙方不首先把什麼是「玄學」，什麼是「科學」這兩個概念弄明白，因而使這場事關近代東西方文化整合、重構的學術爭鳴無果而終了呢？所以回首過去的一百年，我們在文化的整合、重構上，似乎可以這樣講：

大轟大嗡的多，冷靜深思的少；「大膽的假設」多，「小心的求證」少；「破」字上做得多，「立」字上用功少；揚棄、解構的多，整合、重構的少。

我們不是一邊倒，倒向蘇聯，跟著「老大哥」走，就是朝西看，「超英趕美」，跟在西方後面追。尤其對於三千年來中華民族在精神、思想、價值觀、哲學這一類文化核心層面上的優秀文化珍寶，所造成的破壞和揚棄實在太多、太多了。

社會進步與發展，首先要有和諧的文化主體精神。這種主體精神，就是建立在精神、思想、價值觀、哲學這些文化基礎上的，「和而不同」的文化淵源、氛圍和意識。可以說，一個社會的和諧，首先是民眾文化心理的和諧；民眾文化心理和諧了，才會有全社會的進步與發展。

這種主體精神，集中地蘊藏於《中庸》之中。《中庸》的哲學思想核心是「致中和」。所謂「致中和」，就是努力在複雜多變的關係世界中，置身於不偏不倚的最佳狀態，達到不偏不倚的最佳目標。而《中庸》裏的「中」，更是「致中和」這一核心中的核心。因為「中」，是中國哲學最高的、最理想的追求目標與精神境界。

另外，「中」也相當於佛學裏的「中道觀」；中醫的「陰陽自和」、「以平為期」的健康預期目標，也是「中」。如果說，當年面對「三千年未有之大變局」，我們難免顧此失彼，急於應對，被動地處於缺少理性思維與和諧狀態的話，那麼今天，該是需要我們認真研究與思考，把我們從「慌亂盲目的文化抉擇」中解脫出來的時候了吧？

二、民族文化自卑症

近代中國人的「文化自卑症」，與 19 世紀末社會達爾文主義的傳入直接相關。清代後期，陸續有不少年輕人出國留學，學習了西方的近代科學技術以及文化。在引進西方文化、科學的過程中，對中國當時社會和民族文化心理產生嚴重負面影響的，莫過於社會達爾文主義。

這一點，在討論近代文化史時，往往被人們忽略了。

1｜《天演論》傳揚了社會進化論

西方的進化論學說，首見於達爾文（1809—1882）的《物種起源》。儘管直到今天，西方的學者們並不一定認同達爾文生物進化論的觀點，但是達爾文畢竟根據有限的材料，提出了生物進化這樣一種思想。我們可以說它不是一種成熟的理論，但至少應當說它是一種新的假設或者學說。其中，物競天擇、適者生存、用進廢退等，是其生物進化論的核心思想。

達爾文之後的赫伯特・史賓塞（1820—1903），曾著有《綜合哲學》、《社會學原理》等。他將達爾文生物進化論的觀點，拿來解釋社會的變革，解釋社會的演進，於是形成了人們所熟知的社會達爾文主義。社會達爾文主義，習慣上也稱社會進化論，所以赫伯特・史賓塞常被人們視之為社會進化論的代表人物。

按理說，生物世界和人類社會，兩者相差很遠，或者是兩個不可相比的領域。用美國的托馬斯・塞繆爾・庫恩（1922—1996）在《科學革命的結構》中闡述的「不可通約性」原理來看，生物進化論與社會進化論，這兩者是不可通約性的關係。

不可通約性，有的也把它翻譯為不可通透性。因此，我們不能把生物進化論的觀點，搬弄到人類社會進化的問題上來；同樣也不能用人類社會學的觀點，來解釋生物進化論的問題。而且，社會進化論之說，至今還是諸多社會科學研究者不予接受，廣為批判的東西。只是在 19 世紀後期，史賓塞社會進化論之說正好迎合了西方列強向外擴張的需要，因此曾經一度備受吹捧，風靡世界。

赫胥黎（1825—1895），達爾文進化論最傑出的代表，自稱為「達爾文的鬥犬」，曾著有《進化與倫理》。他追隨並捍衛達爾文生物進化論的學說，也不認同史賓塞的社會進化論的觀點。這一事實，也是以後研究生物進化論的學者所共知的。

嚴復（1853—1921）先生被譽為中國近代的啟蒙思想家、翻譯家。他是清代末年把進化論的觀點介紹到中國的第一人。他所翻譯的，正是赫胥黎的《進化與倫理》，中文的譯名為《天演論》。

嚴先生因為翻譯了赫胥黎的《天演論》，在中國名聲大震；然而也因為他的翻譯，讓國人從中深受威懾的，竟然是史賓塞的社會進化論的觀點。以致不少看過《天演論》的人，還以為赫胥黎是社會進化論的代表人物。

這是我們談到《天演論》與中國傳統文化的關係時，必須首先交代的。

按理說，嚴先生是憂心中國落後挨打、亡國滅種的愛國名士。他翻譯《天演論》的初衷，原本為了鼓民力、開民智。也許嚴復認為，史賓塞的社會進化論，有可能激發起國人救國的危機感、緊迫感。所以他在翻譯赫胥黎的《天演論》的時候，便將自己所認同的史賓塞社會進化論的大量觀點，塞進了赫胥黎原著的翻譯本之內。

就翻譯學的一般原則而言，嚴先生的做法是不能容許的，他首先必須忠實於原著，這是一方面。另一方面，造成借赫胥黎之書宣揚斯賓塞觀點的原因，也在於嚴先生翻譯《天演論》時，主要採取了意譯的方法，而非直譯的原則與方法。

最近出版的《天演論》在其首頁的「編者前言」中明確指出：嚴復往往就原著某一思想或觀點，脫離原文，抒發自己的見解。有的註明「復案」，可以判明是嚴先生自己的思想；有的則未加註明，將自己的見解直接融於譯述之中。從嚴先生的按語、譯述所表明的思想、見解，可以看出他真正感興趣的，是社會進化論，而不完全是生物進化論。

比如，嚴先生在「導言二」的「復案」中說：「余如動植之長，國種之成，雖為物懸殊，皆循此例矣……天演之義，所苞如此，史賓塞氏至推之農商工兵語言文學之間，皆可以天演明其消息所以然之故，苟善悟者深思而自得之，亦一樂也。」在這裏，嚴先生把植物、動物進化的觀點，直接以斯賓塞的名義，搬到了與國家、社會密切相關的農、商、工、兵等諸多方面。

又如，嚴先生在「論十五」的「復案」中直接批評赫胥黎，褒揚史賓塞說：「赫胥黎氏此語最蹈談理膚淺之弊，不類智學家言……史賓塞氏得之，故用生學之理以談群學，造端此事，粲若列眉矣……彼以為生既以天演而進，則群亦當以天演而進無疑。」嚴先生這裏所講的「生學之理」，即生物進化論之理；「群學」，即社會、人群之學。

他把生物進化之理與史賓塞的社會進化論混同在一起，藉著「天演」二字，將史賓塞的觀點推舉到普遍性的、無可懷疑的最高地步。這就極不恰當了。

嚴先生為什麼不直接翻譯史賓塞的《社會學原理》，而要以達爾文和赫胥黎的生物進化論的名義，傳播史賓塞的社會進化論觀點呢？這個問題，有待學術界進一步研究。

然而，嚴先生翻譯的《天演論》最值得人們深思的是，人類畢竟不是低級動物，人類社會也不是動物世界。當嚴先生把「種與種爭，群與群爭，弱者常為強肉」，「強者倡……弱乃消亡」的社會進化論觀點，透過《天演論》展現出來的時候，誰是強者，誰是弱者，處於落後挨打、亡國滅種中的國人，誰會懷疑自己不是弱者呢？

在「弱者常為強肉」的無可懷疑的天演之理面前，展現給中國人的不是虎口，就是狼牙，救國圖強的決心，怎麼能不遭重創呢？更何況這些道理是留學歸來的學界菁英講的，不曾走出國門的廣大民眾，誰敢懷疑這些「先知」式的人物傳遞給國人的竟是異端邪說呢？

嚴先生也許當初不會想到世界上有一種「扼殺文化信念的精神原子彈」，但是，應時而來的《天演論》在國人心理上鑄成的巨大負面後果，難道他也沒有想到嗎？

2｜社會進化論加劇了民族文化自卑症

其實，一個社會的進步與富強，絕非簡單的「強者倡……弱乃消亡」。進步與富強的基礎大體有三：一是外部環境需要公正、平等；二是內部環境需要民主、和諧；三也是更為重要的一點，即豐富、健康的文化和對文化傳承、發展的重視。

這三個方面，嚴復是不會想不到的。然而，嚴先生的《天演論》應時而生，時勢接納了嚴復的《天演論》。他所傳遞的異端邪說，不僅摧殘了中國人的文化自信心，而且更加深了中國人的文化自卑感。

不論五四新文化運動的「全面反傳統」、「砸爛孔家店」，還是當代根深柢固、揮之不去的「師夷」心理，從其背後解讀到的，都是「民族文化自卑症」。

嚴復的國學根基固然很厚，他翻譯的《天演論》一書確實很薄。但是，一本小書卻把社會進化論觀點牢牢地刻在了近代人民的心底，一本小書也把嚴先生推到了他當初翻譯的動機的反面。

嚴先生的《天演論》在當時的學術界，引起了人們廣泛的關注。

魯迅先生在他的一段雜文中說：「一有閒空，就照例地吃侉餅、花生米、辣椒，看《天演論》。」可見《天演論》對當時社會的影響之大。連魯迅先生也把它當作手頭家常的食品一樣——不離手邊，隨時要用。

王國維先生在 1905 年的《論近代之學術界》一文中說：「近七八年前，侯官嚴氏所譯之《天演論》出，一新世人耳目……祠是以後，達爾文、史賓塞之名騰於眾人之口，『物競天擇』之語見於通俗之文。顧嚴氏所奉者，英吉利之功利論及進化論之哲學耳。」

那時候的王國維先生以及社會上的多數人，完全不可能分辨生物進化論和社會進化論到底有什麼本質的區別。讀了《天演論》的王國維，留在他記憶中的人物是達爾文和史賓塞兩人，卻漏掉了真正的作者赫胥黎。足見嚴先生借赫胥黎宣揚史賓塞的做法，的確達到了混淆視聽的效果。

實踐表明，社會進化論觀點不僅影響了康有為、梁啟超、陳獨秀等政壇名人，同時也影響了以陳獨秀為首的李大釗、魯迅、胡適、吳虞、錢玄同、傅斯年、蔡元培等五四新文化運動的先導者。

因為面對著手握洋槍洋炮、燒殺搶掠的強敵，面對著「種與種爭，群與群爭，弱者常為強肉」的洋理論，國人中心驚肉跳、喪魂落魄者有之，喪權辱國、賣身求榮者有之，忍氣吞聲、無可奈何者有之，悲憤交加、奮起抗爭者有之，師夷長技、以夷制夷者也有之……

可以說，社會進化論不僅助長了近代中國人的「民族文化自卑症」，也成為20世紀早期各派政治勢力行動的理論基礎之一。所以直到今天，當我們反思「民族文化自卑症」在中國的形成和延續時，心底裏還有那麼一股酸酸的恐懼與悲情。我們在亡國滅種的恐懼與悲情中，艱難地掙扎到今天。這種掙扎，其實就是整個中華文化主體精神的掙扎。而且全民族因為文化主體精神的掙扎，苦苦地煎熬了一百多年！

3｜從嚴復翻譯《天演論》得到的啟示

嚴先生翻譯《天演論》，是在他的壯年時期。論翻譯西學，他在中國是當之無愧的先行者；然而論研究西學，他卻是實實在在、地地道道的初級涉獵者。因為，一方面是他對國內積弱，急切有餘的心情；另一方面是他對國外學術，學養不足的實情。這就是當年翻譯《天演論》時，那個真實的嚴復先生。

其實，嚴復身上的這種兩面性，帶有一定的普遍性。與他同時代的「海歸派」學人是這樣，在他以後的「海歸派」學人也是這樣。再放大一點看，今天「海歸派」學人的身上，同樣帶有這種兩面性。

表現在嚴復身上的這種兩面性，的確對中國近代文化的演變，產生了重大的、具有普遍性的影響。在這種影響的背後下，更值得人們注意的事實，是「海歸派」學人學習的熱情與推動社會進步的激情值得稱讚，但是，自身的文化精神和文化心理卻未見得成熟。僅僅學習了西方某一方面的科學或者技術，而沒有東西文化的主體精神作為支撐，嚴復的操好心、幫倒忙之事，以後仍將會發生。

另外，尊重有知識、有學養的人，既是中華民族的傳統美德，也是不言而喻的一種習慣。所以身在「三千年未有之大變局」中的中國人，對「海歸派」嚴先生的尊重，有時甚至達到了崇拜或迷信的程度。

這一點，從吳汝綸寫在《天演論》的序文中，已經看得很明顯了。倘若嚴先生當初既能以一分為二的辯證法來看待自己，又能以忠實於原著的原則對待他所翻譯的《天演論》，他筆者和他所翻譯的《天演論》，也許不會成為近代「民族文化自卑症」的關鍵的推波助瀾者。這一點，也是值得學者們謹慎對待的。

嚴復先生到了晚年，在他 1918 年的一封信中說道：「西方一百年來之進化，只做到利己殺人、寡廉鮮恥八個字。回觀孔孟之道，真最同天地，澤被寰區。」這些說法與他在《天演論》中的觀點，不只是差距太大，甚至可以說完全相反。可惜到了這個時候，他的反思也罷，醒悟也罷，一切都為時已晚。

三、五四新文化運動

90 多年前的五四新文化運動，對中國當代文化、科學發展方向產生了決定性的影響。中醫的興衰存廢，也與五四新文化運動直接相關。所以討論近代中醫的自殘，必然要聯繫到五四新文化運動對傳統文化的反叛。

1｜一分為二地看新文化運動

筆者一直認為，對於五四新文化運動，應當一分為二地看。它有積極性的一面，也有其破壞性的一面。

就積極性講，五四新文化運動提出了引進國外的「德先生」和「賽先生」，也就是科學和民主。那時候講的科學，純然是西方的近代科學，即由近代物理學、化學奠基的近代還原性科學。那時候講的民主，則是西方社會近代通行的民主政體。引進科學，是因為中國的近代科學遠遠落後於西方；但是近代還原性科學，絕不代表人類科學的全部。引進民主，是針對中國封建專制王朝講的，專制當然應該讓位於民主。這兩方面本來是我國當代所需要的。所以其積極性是肯定的，毫無疑問的。

就破壞性講，五四新文化運動在引進國外科學和民主的同時，對文化帶來了兩種巨大的副作用。

第一，由於對外來的近代科學崇尚到了迷信的程度，因而從一開始便滋長了嚴重的近代科學主義思潮。

什麼叫近代科學主義呢？用一般人容易理解的語言講，就是把物理學和化學的觀念、方法，作為衡量一切科學的至上信條和唯一標準，就叫做近代科學主義。

也就是說，要問某一學科是科學還是不科學，首先端出物理學、化學的觀念和方法，作為衡量或檢驗的唯一標準。所以，近代科學從進入中國那一天起，就被加封了意識形態的外衣。就是說，給近代科學加上了「主義」二字，近代科學就被意識形態化、政治化了。

在整個文化領域裏，尤其對中國傳統科學而言，加上了「主義」二字的近代科學，就變得強勢和霸權了起來。倘若近代科學主義再發展到氾濫的程度，它的危害將是難以估量的了。

第二，由於「民族文化自卑症」的頑固存在，形成了近代中國對民族傳統文化的百年自殺。

北京大學哲學系張祥龍先生把這種文化自殺稱之為「令外人吃驚不已的文化自虐衝動、滅祖衝動」。更重要的，還在於這種文化自虐衝動、滅祖衝動所造成的深層危害，這就是，它造成了空前的中國傳統文化精神和思想的失神；導致了近代民族文化虛無和傳統哲學貧困，甚至造成了在幾代人的頭腦中對自己優秀傳統文化、科學、哲學的記憶喪失。

五四新文化運動時期，中國專制王朝已經覆滅，民主共和初現端霓。即使出於急切的社會變革的政治衝動，也不應當喊出「全面反傳統，砸爛孔家店」的口號。這些口號對近代科學而言，有些太勢利、太獻媚了；對中國傳統文化和儒家思想而言，有些太偏激、太無情了。

提出這些口號固然與「民族文化自卑症」直接相關，也與當事人缺乏實事求是的科學態度，更缺乏「對具體問題的具體分析」的負責精神有關。

2｜五四新文化運動與文藝復興的差異

討論五四新文化運動，自然會聯想到歐洲的文藝復興。五四新文化運動與歐洲文藝復興相比，有著不容忽視的重大區別。這裏，我們就文化精神與文化核心問題，做一些說明。然後再談兩者之間的差異。

第一，關於文化精神的意義。

文化精神，指的是催生文化和文化傳承的基本觀念與態度。對於這一問題，我們將在後面進一步討論。歐洲的文藝復興，是以復興古希臘、羅馬的文化精神為基礎的；而我們的五四新文化運動從一開始，便顯示出強烈的文化自虐衝動、自殘衝動，或者滅祖衝動。

要知道，文化精神是催生文化和文化傳承的真正動力。對於一個歷史悠久的民族而言，文化精神的潰敗，比傳統文化的毀滅更可怕。前面講的「民族文化自卑症」，就是文化精神潰敗的集中反映。催生和傳承文化的動力泯滅了，任何文化都難以存在，也不會再生。

第二，關於文化核心的內容。

歐洲文化的基礎是基督文化，在此基礎上的精神、思想、價值觀、哲學等，是其文化的核心。所以16 世紀的歐洲文藝復興，首先是歐洲文化核心為前提的全面的文化復興。隨著全面的文化復興，才形成了以物理學、化學為龍頭的近代科學的崛起。

中國的傳統文化，成熟、興盛於春秋一秦漢之際；以儒家文化為代表的，包括道家、名家、陰陽家、墨家、法家、釋家等文化在內。中國的文化核心，諸如精神、思想、價值觀、哲學等，也包括在其中。正是這些舉世無雙的文化核心，支撐著兩千多年來中華民族的繁榮和昌盛。

講了文化精神的意義和文化核心的內容之後，關於五四新文化運動與歐洲文藝復興的差異，就便於比較了。

第一，五四新文化運動的「全面反傳統」和「砸爛孔家店」，矛頭直接指向了中國文化的核心。

即中國傳統文化中關於精神、思想、價值觀、哲學這一類優秀的內容。前面講了，歐洲的文藝復興，是要復興古希臘、羅馬時期在基督文化基礎上的精神、思想、價值觀、哲學等文化核心。一個是從文化核心上自虐、自殘、滅祖，一個是以繼承文化核心，來推動文化的全面復興。這是五四新文化運動與16 世紀歐洲文藝復興的根本差異。

第二，不要自己的文化，也等於不要自己的文化精神。

這就從根本上摧殘了中華民族的文化精神，遏制了中華民族催生和傳承文化的內在動力，形成了近百年來文化精神的潰敗。尤其是在自我摧殘的情況下引進西方的科學和民主，則無疑是對民族傳統文化精神的雙重衝擊。

因而史無前例地摧殘了中華民族繼承傳統文化的熱忱，以及在文化、科學、技術研究上的創新能力，並逐漸使我們淪為崇洋媚外、喪失傳統文化和文化精神的文化浮萍。而 16 世紀歐洲文藝復興的前驅者，在復興核心文化的同時，更重視文化精神的復興。隨著催生文化和文化傳承的精神、動力的真正復興，以物理學、化學為龍頭的西方近代科學、技術，才如雨後春筍般地發展、興旺了起來。

一個是民族文化精神因摧殘而潰敗，一個是催生和傳承文化精神的真正復興。這是五四新文化運動與歐洲文藝復興的又一巨大差異。

第三，近代中國之所以淪為可悲的文化浮萍的總根源，其實是宗教的問題。

這是一個極其嚴肅，極其複雜的問題，在這裏我們僅就宗教與文化的關係，粗略地談五點看法。

（1）關於宗教

歐洲是世界上基督宗教的中心地區，所以歐洲文化的基礎，是基督文化。基督文化，即以基督宗教的普世價值為核心的文化，而且是歐美社會以及世界上許多國家、地區的主流文化。儘管儒學的價值觀長期主導著中國社會的歷史與文化，但是儒學的主體是哲學，其重點在社會倫理方面——儒學並不是宗教。

另外，外來的佛教一直沒有成為中國的主流文化，而且在一定程度上被人們世俗化了，越來越「小乘」了。

（2）人與神的關係

基督宗教關於神與人的定位，成功地維繫著人與神的二元和諧關係，也從此維繫著人類社會的相對和諧。

按照基督宗教的核心教義，上帝（神）是至高無上的全能者，天地萬物（包括人在內）無論有形無形，都是上帝所創造的；而人是上帝的被造物，人在上帝面前是卑微的，上帝最不喜歡那些驕傲的人。所以，在上帝面前不驕傲自大的人，往往對待天、地、物、我關係時，會客觀、理性、自然、務實些。

在沒有神，沒有宗教的中國，人則是至高無上者，人是自然、社會和自己的主宰者。雖然中國人也尊敬大聖、大賢，但是更向往「人人皆可以為舜堯」；雖然也有人信奉佛祖，但是更相信「佛就在自心」，人皆可以「立地成佛」。所以，在人是天、地、物、我主宰者的環境中，人在成功時自大、狂妄，人在失敗時自卑、消沉。

（3）人與文化的關係

人有理性思維的天性，所以人有創造文化的能力。即使那些低俗卑劣的文化垃圾，也是低俗卑劣的人挖空心思才搞得出來的。

從宗教的角度看，純潔、嚴肅的文化與科學，都是人認識上帝創造的萬事萬物及其內在原理的總結。所以，人從事文化工作的過程，就是透過認識萬事萬物的內在原理，不斷接近至高無上的上帝的過程，或不斷認識無所不能的上帝的過程。

換一個角度講，人從事文化工作的過程，也是上帝交給每一個人應當力盡的一種本分。在這樣的關係中，每一個人都是上帝的子民，在上帝面前，相互平等自由，不分高低貴賤。因此，一個人作為大學問家，他沒有可驕傲的理由；一個人作為普通老百姓，也沒有消沉的必要。

但是在無神論的環境中，情況就大不相同了。在這裏，人是自然、社會、自己的主宰，所以文化是人對自然、社會、自己的認識的結果；正因為文化是人創造的，社會上的每個人都是文化的創造者；又因為人人都有大大小小成功的時候，於是人人都可能成為自大、狂妄之徒；還因為成功有大有小，於是人與人之間便有尊有卑；每個人都可能在成功、得意時自大、自尊、狂妄，使人性惡性膨脹，而在受挫、失意時自暴自棄，令心理委靡不振。

所以在中國的封建專制王朝裏，當權者壟斷文化知識，對國民實行愚民政策，這也許是在沒有宗教的社會裏，為平抑人性的惡性膨脹而被逼出來的，當然，它也平抑了人的天性與創造性。這對於文化的繁榮與發展，是十分不利的。

（4）關於人對文化的敬畏

文化工作的過程是不斷接近和認識上帝的過程，那麼愛上帝，敬畏上帝的人，自然對文化也有一種敬畏之心。對文化的敬畏不僅可以有效地保證文化的純潔性、嚴肅性，而且文化工作者也可以穩定地保持那麼一種謙虛謹慎、不驕不躁的文化精神與文化作風。

如果對於文化缺少宗教情懷，缺少敬畏精神，文化工作者就會在文化面前變得自大驕傲、草率浮躁，甚至成為摧殘文化的急先鋒。

（5）關於文化的獨立與自由

在有宗教的社會裏，社會權力與文化之間，各有其相對獨立的生存空間。所以學術自由、學術民主、學術面前人人平等，是無可辯駁的社會公理與公德。儘管有時候也有種種曲折與不盡如人意之處，但是來自公理與公德積極性的制約作用，自然而然地維護和捍衛著學術自由、學術民主、學術面前人人平等的社會關係。

然而，在中國封建專制的王朝裏，王權高於一切，文化為王權服務。官本位把王權文化、官學文化，人為地抬到了全部文化的主流地位；作為精神、思想、價值觀、哲學的文化核心，常常被王權文化、官學文化所歪曲；其他的文化、科學、藝術，統統置身於三教九流之列。這就是中國文化歷史上一種特有的「文化官本位現象」。即使在近代，這種「文化官本位現象」仍然在扭曲和限制著文化、科學、藝術的獨立存在與發展。

直到今天，學術自由、學術民主、學術面前人人平等，仍然需要我們積極爭取、努力推進、逐步健全。關於社會政治與文化科學方面，下面還將進一步討論。

以上我們簡單地討論了五四新文化運動與歐洲文藝復興的差異。尤其是從宗教角度對近代中國淪為文化浮萍總根源的看法，還需要我們進一步展開深入的研究。但是至少可以說，如果中國近代社會在文化問題上多一些宗教情懷，多一些對文化的敬畏，相信「跛腿式」的五四新文化運動肯定不會在中國發生。

同時還可以說，發生在中國近代的「跛腿式」的五四新文化運動，是人類文化歷史上十分罕見的特殊現象，也是中國文化史上「三千年未有之大變局」。

過去，我們往往因為引進西方的科學和民主，而把五四新文化運動視為新的啟蒙運動。現在看來，它只能稱之為一次「跛腿式」的啟蒙，一次失去自我的啟蒙。

從這個角度上看，五四新文化運動之後，中國注定還有一場對文化啟蒙的新啟蒙。這就是關於復興中國優秀傳統文化和文化精神的啟蒙。在改革開放的今天，關於這一文化的新啟蒙，相信正逢其時。

3｜社會政治與文化科學並行不悖

社會政治與文化科學，是兩個不同的概念，分別歸屬於兩個不同的領域。政治是社會管理範疇的問題，文化科學則是人類共同創造的財富。從社會政治與文化科學的整體高度上看，首先要將文化的本質釐清楚。

其一，就文化科學而言，它既是歷史的，也是現代的；既是東方的，也是西方的。或者說，凡是符合客觀與歷史規律的文化科學，它都是超越時間和空間的。

其二，就文化、科學的發展而言，它與政治的變革不可同日而語。內在於自身傳統的歷史性演進，是文化科學發展的自然法則。即使是社會管理這一領域的文化演變，也不是由一時的政治情懷來決定，來左右的。

社會的改朝換代，社會權力的再分配，清代專制王朝的腐敗與衰落，這些都是社會政治方面的問題。應當把五四新文化運動，與社會政治問題區分開來。

其一，不能因為引進民主政治，便要廢除傳統文化。把社會政治問題完全歸咎於傳統文化，把封建王權文化、官學文化完全歸咎於傳統文化，用「砸爛孔家店」來發洩一時的政治情緒，是完全沒有道理的。

五四新文化運動在提出反傳統的口號時，用「全面」二字把矛頭指向中國傳統文化科學的一切領域，連中國文化核心的人文、哲學也要統統掃進垃圾堆，那才是真正亡國滅種的做法！

其二，中國在近代科學方面落後於西方國家，這一點，與清代專制王朝的閉關鎖國政策直接相關。不能把專制王朝的問題轉嫁給傳統文化，更不能因為中國的近代科學落後於西方，便一口否定在中國的歷史上從來沒有文化、沒有科學。應當明智地看到，在中國的近代，令人壓抑的「科學對科學的誤解，文化對文化的摧殘」，就是五四新文化運動的影響而形成的。

其實，歷史上每一次改朝換代，每一次權力再分配的時候，各派力量往往因為形勢的需要，都可能派生出種種過激的言論，以彰顯自己，取悅民眾。

五四新文化運動過激的言論與口號，也是在這樣的社會、歷史背景下出現的。

其實，社會政治，也是文化的一個組成部分，或者只是文化整體中一個有限的組成部分。文化是多元的，人文哲學為其核心，科學也包含在文化之中。社會政治常常因時而變，而文化科學往往是超時空的。因此可以說，「跛腿式」的五四新文化運動，在一定程度上把社會政治文化與人類整體的文化科學的關係，人為地搞混淆了。

4｜文化和文化精神百年衰落的象徵

20 世紀的前 80 年，中國社會基本上處在複雜多變、連綿不斷的權力再分配的糾葛之中。而五四新文化運動，始終困擾著整個 20 世紀中國的文化方向和文化精神。百年的社會動盪，造成了中國傳統文化和文化精神的百年衰落。

這裏僅將張祥龍先生在「廢除漢字」的問題上收集的一些文化名人的言論，抄錄於後。從這個側面，或者可以看到傳統文化和文化精神的衰落，看到鼓吹那場運動的文化名人的激進和冷漠。

瞿秋白（1899—1935）先生說：「漢字真是世界上最齷齪、最惡劣、最混蛋的中世紀大茅坑。」

胡適（1891—1962）先生說：「陳獨秀主張『廢漢文，且存漢語，而改用羅馬字母書之』的辦法，我極贊成。」

魯迅（1881—1936）先生說：「方塊漢字真是愚民政策的利器」；「漢字也是中國人身上的一個結核，病菌都潛伏在裏面。倘若不首先除去它，結果只是自己死」；「漢字不滅，中國必亡」。

錢玄同（1887—1939）先生說：「欲廢孔學，不可不先廢漢字，欲驅除一般人之幼稚的、野蠻的、頑固的思想，尤不可不先廢漢文……千分之九百九十九為記載孔門學說及道教妖言之記號。此種文字，斷不能適用 20 世紀之新時代。」

後來，中國也確實發生了漢字的拉丁化運動，導致了文字改革。《中國拉丁化新文字的原則和規則》第一條寫道：漢字是古代與封建社會的產物，已變成了統治階級壓迫勞動民眾的工具之一。

眾所周知，文字與文化，一體而兩面。文化活動催生了文字，文字是文化的載體；在文化活動中，文字是文化傳播的工具，並不斷推動著文化的進步。若從名實關係而言，文字語言屬名，文化、思想、科學的成果屬實。所以，文字就是文字，它不從屬於什麼時代，不從屬於什麼地域，不從屬於什麼社會，更不從屬於什麼階級。

就五四新文化運動的時代意義來說，它需要徹底告別的是中國封建社會的王權文化、官學文化，而不是「全面」的傳統文化，更不是以精神、思想、價值觀、哲學為代表的文化核心。

身為五四新文化運動旗手的主流知識分子，竟然連自己傳播文化的載體都可以不要，都可以告別，這就意味著他們是在向自己的靈魂告別，是在蠱惑中華民族向五千多年來的文明告別！

5｜無力的反悔與歷史的經驗教訓

五四新文化運動中的那些文化名流，大多有深厚的國學功底。陳獨秀（1880—1942）先生對儒學多有研究，早年曾刻苦鑽研過清代樸學（小學）。

魯迅兄弟皆有樸學根基，在日本留學期間曾躋身於章太炎先生門下學習《說文解字》。

蔡元培（1868—1940）先生不但精於考據、辭章之學，尤其愛好訓詁與義理。

錢玄同先生五四新文化運動之前是「國粹派」的一員虎將，在日本期間曾在「國學講習會」聽章太炎先生講習古文字，並著有《說文窺管》、《小學問答》、《新出三體石體考》等書。

胡適先生樸學情結最濃，自稱有「考據癖」，終生沒有脫離考據行業，並努力尋求西方近代實用主義與中國傳統學術之間的「相通之處」，與美國近代實用主義哲學的代表人物杜威先生相交甚密。

然而，他們身為「國學名師」，卻偏激地反對傳統文化，終使五四新文化運動，成為「跛腿式」的啟蒙運動。

然而其後，他們都在不同程度上像他們前輩嚴復先生那樣，自我反悔了。比如，陳獨秀先生說過：「應該對傳統文化和中國歷史採取理性的分析態度，批孔過勇有悖客觀真理。」這句話說得完全對。他還表示：我反對孔教（筆者註：這裏的孔教，是那些以儒學名義包裝起來的封建王權文化、官學文化的說教），並不反對孔子個人，也不是說他在古代社會無價值。

其實孔子精華，乃是祖述儒家，組織有系統之倫理學說。儒學為吾國歷史上有力之學說，為吾國人精神上無形統一人心之具，鄙人絕對承認之，而無絲毫疑義。

又如，胡適先生對待孔子與儒學的做法，與陳獨秀先生有過大致相同的經歷。他後來著有《說儒》一文，文中曾說：對「偉大的領袖孔子，獻上崇高的禮讚」。並在一些學術論文中，把「大膽懷疑」的科學精神，追溯到孔子、王充、朱熹和歐陽修等歷代大儒。他在晚年自我辯護說：「許多人認為我是反孔非儒的。在許多方面，我對那經過長期發展的儒教的批判是很嚴厲的。但是就全體來說，我在我的一切著述上，對孔子和早期的『仲尼之徒』如孟子，都是相當尊崇的。我對 12 世紀『新儒學』的開山宗師的朱熹，也是十分崇敬的。」

然而，反悔也罷，自我辯護也罷，只不過是個人在良心上的一種自我安慰、解脫而已。對於那場「跛腿式」的五四新文化運動，如果不能「採取理性的分析態度」，從文化整合、重構的層面上進行全面的戰略反思和重大調整，那些自我安慰與解脫，對當代文化整合與重構沒有任何積極的意義。

五四新文化運動以後，中國對待傳統文化那種「完全、徹底、乾淨、全部消滅之」的做法，仍然接二連三地重複著，而且大有愈演愈烈之勢。

20 世紀 60 年代史無前例的「文化大革命」，是一場全國總動員、人人上戰場的「革文化命」的運動。它最終毀掉的是中國傳統文化和文化精神，踐踏的是整個中華民族心靈深處的真、善、美。這場「革文化命」的運動歷時十年之久，再一次將全面毀滅中國傳統文化的群眾運動，推到了空前絕後的最高峰。與此同時，也使十億人口的中國陷於行將崩潰的邊緣，並從崩潰的邊緣驟然覺醒。

這幾年，中國社會科學院哲學研究所羅希文先生和廣州中醫藥大學鄧鐵濤先生，在許多場合表達過同樣一個意思：亡文化比亡國更可怕。粗一聽，覺得有些誇張；細一想，其說不無道理。

國家是以民族為基礎的國家，文化是以民族為特色的文化。勤奮的民族使文化豐富，豐富的文化使國家強大。從古到今，文化貧瘠與落後的民族可能逐步消亡；靜觀當今，不善於文化整合與重構的國家很難真正強大。

文化的整合與重構，必須以自身的文化傳統為根基；而揚棄傳統文化的整合與重構，最多只能是丟失傳統的一種卑劣的抄襲。五四新文化運動，其實就是這樣一種抄襲。

在胡適先生那裏，就是他所提出的「全盤西化」。抄襲和「全盤西化」，絕不是理性的戰略意義上的文化整合與重構。中國人決不要輕信依靠抄襲和「全盤西化」，就能夠換取國家的真正強大。

歷史的經驗告訴我們，如果當年中國有一批像日本明治維新時期的西周、加藤弘之、福澤渝吉、西村茂樹、井上原子、井上哲次郎、德富蘆花、大西祝、內村鑑三、岡倉天心等人那樣的文脈深厚，修養有素的大學者，五四新文化運動將會理性得多。今天看來，五四新文化運動所面臨的文化整合與重構的原則應當是：

其一，在請進西方民主的同時，繼承和發揚中國傳統的文化核心及其催生的一切優秀文化產品，向封建專制的王權文化、官學文化徹底告別。

其二，在請進西方近代科學、技術的同時，繼承和發揚中國一切傳統的科學、技術，向形形色色褻瀆文化、科學、技術的言論與行為徹底告別。

可惜當年的五四新文化運動，不是我們今天所理解的這個樣子。以致將一百年前的中國文化整合與重構的任務，拖延到了今天。相信具有深厚文化傳統的中華民族，必將會隨著改革開放的逐步深入，透過復興中國優秀傳統文化和文化精神的新啟蒙，一步一步地修正以往的抄襲和「全盤西化」，在中國傳統的文化核心的基礎上，逐步完善五四新文化運動以來的文化整合與重構。

四、國學名流貶中醫

國學名流貶中醫，是清末民初時期在中醫興廢上典型的「自己人打自己」的離奇而遺憾的現象。所謂典型，因為最早自貶中醫的人，竟是俞樾（1821—1907）先生與章太炎（1869—1936）先生師徒為首的「國學大師」，以及章先生的追隨者。

所謂離奇，因為身為「國學大師」的他們，不懂得中醫可以理解，而盲目地用西醫來曲解中醫，有失學者的嚴謹。他們或以理據不足的皮毛之見，或以與己相關的個別事件，感情用事，出語偏激，尤其令人感到離奇。

所謂遺憾，是指俞、章等人雖然精於文字語言和考據之學，卻在國學核心的傳統哲學上顯得空疏。而他們既無視西方哲學的邏輯原則，也不顧中國哲學的名實關係，更把自己專業的考據之學的基本原則，置之於腦後。這不能不使人為他們頭頂上的「國學大師」四字，深感遺憾。

1｜以小學之功說大學之理

朱熹在解釋儒學經典的《大學》時，引用二程的觀點說：「大學是大人所治之學，是關於哲學、倫理學這一類大道理的學問。」而相對於「大學」的「小學」，指的是文字學、語言學之類的學問。一個人文化素養的提升，總是先治「小學」，而後治「大學」。亦即先攻文字、語言之學，再攻哲學、倫理之學之類。

筆者在《中醫學的科學定位》一文中，對中醫學的定義，有這樣一種表述：中醫是傳統哲學與系統理論孕育下的醫學科學。所以，如果對中醫學進行考據方面的研究，應當是持「大學」之通理，來考據中醫之學理。俞、章師徒二人，皆是當年研究「小學」的大國手。他們對中醫的考據，其實是用「小學」之功力，考據「大學」之義理。那就本末顛倒、力所不逮、無以服人了。

為什麼俞、章師徒二人充當了「國學名流貶中醫」的尷尬角色呢？一方面，他們在文化精神方面的涵養，似有不足；另一方面，從他們用「小學」來考據「大學」的做法來看，所謂的「國學大師」，其實不過是「小學」的名師而已。

2｜違背名實關係的典型

章太炎先生的老師俞樾先生，似乎可以稱作一個「因卜廢醫」的代表。

俞先生出身書香世家，曾為政，後從教，與張之洞齊名，同李鴻章交往頗密。他的《俞樓雜纂》裏有《廢醫論》一卷，含有本義、原醫、醫巫、脈虛、藥虛、證古、去疾七篇。多數學者認為，《廢醫篇》違犯邏輯學之處很多……凡與古籍記載不一，即指為妄而議廢。全文七篇，無一篇立論確實者。俞先生因此成為近代提出中醫學之道可廢的第一位知名學者。

比如，他在該書「本義篇第一」裏是這樣考據的，《周禮》裏曾經有「醫卜並重」的記載，後來的事實是「卜漸滅而醫盛」。接著，俞先生依據由「醫卜並重」到「卜滅醫盛」的文字表面，輕率地提出為什麼「卜可廢而醫不可廢」的質疑。於是進一步以這一質疑為理由，在完全沒有觸及《周禮》與中醫兩者本來義理的情況下，寫下了中醫當廢的結論。其他各篇的所謂考據，俞先生基本上沿襲著同樣的思維方式。俞先生可能懂得「卜」，但他並沒有講到「卜」為什麼會滅。

俞先生其實不懂中醫，他也隻字未提中醫理論本身有什麼錯誤而應該滅。所以他的邏輯顯然是，占卜因為其愚昧與迷信的做法，逐漸趨於消亡，與此同時期的科學與文明也要隨之而陪葬。這算什麼考據，算什麼推理？

後來有人撰文說，俞先生因為近親結婚，子女雖眾，但多夭亡。於是心中鬱悶，便把氣撒在了中醫上。這其實不是為俞先生解脫，而是越描越黑。

文字是文化人表達思想的工具，但文化人不僅要為文字負責，更要富有嚴肅謹慎、實事求是的文化精神。否則，有白紙黑字為證，這如何向歷史做交代呢？當今的自然科學界，包括西醫在內，不是也反對近親結婚嗎？俞先生的《俞樓雜纂》裏，是否還要再補上一卷《廢西醫論》呢？

俞樾先生的學生章太炎先生，似乎可以稱作「以西廢中」的第一位代表人物。

章先生的《猝病新論》一書，共包含 38 篇短論。其中，論五臟附五行無定說，論舊說經脈過誤，論三焦即淋巴結，論鼠疫即陰毒並治法，論急性粟粒結核證，論痙，論百合癲狂，論狐蜮及癘，論《素問》、《靈樞》等 9 篇，不是用西醫的解剖學為標準來曲解中醫的基礎理論，便是把西醫的病名與中醫的病名直接對號入座的議論。

比如，他先把中醫的「經脈」，等同於西醫的「血管」；把中醫的「三焦」，等同於西醫的「淋巴結」。然後回過頭指責中醫的藏象理論沒有解剖學的根據，而是以「五行來比傳」所編造的。

他的論《素問》、《靈樞》一篇，開頭便說：「《素問》、《靈樞》、《八十一難》所說臟腑部位經脈流注，多與實驗不相應，其以五行比傅者，尤多虛言。」接著他還說：「五行五運不可據也。遠西醫之術，解剖至精，其治臟腑積聚，勝於中土。」這就將作為中醫理論核心的藏象學說，全盤否定了。

上海的惲鐵樵先生對於中醫藏象與西醫臟器的根本區別，是這樣表述的：中醫的藏像是「四時陰陽之五藏」，西醫的臟象是「血肉之五藏」。這一表述既形象，又準確。而章先生的《猝病新論》在立論上既無此深度，也缺乏嚴謹。他在批評中醫藏象理論是「五行比傅」的同時，恰恰是他自己在玩弄「比傅」的手段——用西醫的臟器，「比傅」中醫的藏象；並借「比傅」之說，以詆毀中醫的藏象學說。

作為文字語言大師和考據大師的章先生，他完全拋開中醫與西醫產生的不同歷史文化背景，無視中醫藏象理論形成的醫學與哲學基礎。他只把眼睛盯在文字的表面上，便輕率地望文生義、妄作判斷。這種做法，違背了考據之學應當信守的嚴謹，顛覆了考據之學應當恪守的原則。他在《猝病新論》中所表現的剛愎自用、主觀武斷，委實令人不敢苟同。

3｜兩種桂冠製造成的權威

然而，當時的章先生頭上戴著兩種桂冠。一者是文字語言家、考據家、國學大師；一者是近代民主革命家、思想家。所以他在近代文化界，影響不小。

章先生當年流亡日本期間，追隨他的旅日學者有陳獨秀、蔡元培、魯迅（原名周樹人）、周作人、錢玄同，余云岫等人。後來，章先生和他的追隨者不僅把日本明治維新時期崇尚科學、民主的思想引進了中國，也把明治維新時期在醫學上「滅漢興洋」的做法搬到了中國。

這裏說的「滅漢」，即消滅「漢醫」；而「漢醫」，正是公元八世紀傳入日本的中醫。這裏說的「興洋」，即獨尊「洋醫」；而「洋醫」，正是後來從荷蘭、德國傳入日本的西醫。可見，日本的「滅漢興洋」，一是消滅在日本國民健康事業上卓有貢獻，歷時一千多年的中醫；二是獨尊由西方傳入日本不久的西醫。

把「滅漢興洋」搬到了中國之後，那就是在中國「廢止中醫」，只留下西醫。那些當年追隨章先生的旅日學者，不少人徹頭徹尾地充當了廢止中醫的打手。其中，有的人散佈過許多攻擊中醫的過激不實的言論，有的人濫用手中的行政權力做過壓制中醫的錯誤決定。

因此，如果說「國學名流貶中醫」是近代中醫生存危機中的一種文化現象，那麼中國的文化人帶頭自殘中醫，就是一百年來中醫不斷走向衰落的文化環境。如果要問中醫為什麼會在本土上全面衰落，就是因為中國的文化人在本土上複製了日本「滅漢興洋」的模式。所以，俞先生與章先生師徒二人，以及章先生的追隨者對於近代中國自殘中醫的大悲劇，負有不可推卸的文化責任。

《傳統文化自虐和自殘中醫的背景》這一章，我們用的篇幅似乎太長了些。不過，就「三千年未有之大變局」、「民族文化自卑症」、「跛腿式」的五四新文化運動，國學名流貶中醫這四個問題來說，好像又太簡略了些。

好在粗略地討論傳統文化自虐和自殘中醫的這些背景，對於從中醫的百年自殘中走過來的人，已經夠用了；對於珍惜30 多年改革開放新時期、新形勢的人，也已經夠用了。而今，「實現中華民族的偉大復興」、「弘揚優秀傳統文化」，已經越來越受到了全社會的重視。

在這峰迴路轉的關鍵時刻，許許多多的事情，正等待著我們的努力。可以說，中醫復興，是其時矣。為了不失時機地復興中醫，接下來我們將把討論集中在中醫自身的反思上來。中醫自身的反思，也就是中醫對中醫的針砭。

近代人常說，中醫是中華民族優秀傳統文化中的瑰寶。然而，要使中醫這一瑰寶走向復興，解鈴還須繫鈴人——還須由中國的文化人在中醫文化上做出努力。當務之急是同心同德，解放思想，切實做到學術自由，學術民主，學術面前人人平等。

有了這樣的文化環境之後，接下來應當作的第一件事，就是徹底揭開「具有中國特色的滅漢興洋」的面紗。因為具有中國特色的「滅漢興洋」，名義上稱之為「中西醫結合」，實際上做的是「中醫西化」，其結果造成了「自殘中醫」。這一切，都是在一種非典型性文化專制的情況，堂而皇之地進行的。

第二章

從「滅漢興洋」到中醫西化

從日本把「滅漢興洋」的模式搬到中醫的故鄉，到「中西醫結合」、「中醫西化」在中國的出現與延續，至今整整一百年了。一百年來，儘管其演變形式曲折而複雜，但是其實施方式與客觀效果卻大體一致。

20 世紀初期的「滅漢興洋」，在中國表現得直露，人們容易認識；20 世紀 50 年代以後的「滅漢興洋」，外在的影子越來越模糊，內在的感覺上也越來越麻木。

實事求是地說，「滅漢興洋」與「中西醫結合」、「中醫西化」之間，語詞相異，本質相同。它是人類社會進入工業文明以來，中醫所遇到的跨越國境的時代性難題，也是人類傳統文明面臨衝擊的一個方面。在這裏，我們將從以下三個方面，對其中的曲折性、複雜性，做一些討論。

一、困擾中醫百年的非典型性文化專制

前面討論的「三千年未有之大變局」、「民族文化自卑症」、「跛腿式」的五四新文化運動和國學名流貶中醫等，著重講了近代中醫所面臨的大文化背景。而困擾中醫學術的非典型性文化專制，是以下幾方面因素形成的。

1｜近代科學主義

近代科學（包括西醫）與中醫學，不屬於同一類科學。這一點我們在前面已經講過了。前面也提到過，所謂近代科

學主義，即「把物理學和化學的觀念、方法，作為衡量一切科學的至上信條和唯一標準的做法」（參見附錄一）。它由近代「西方科學中心論」的思想派生，伴隨著五四新文化運動盛行於中國；它忘記了事物是複雜的，文化科學是多元的這些基本常識，而把近代科學的觀念、方法，絕對化、教條化了。

當給近代科學加上了「主義」二字時，就等於給近代科學增加了政治、意識形態的含義。這就是為什麼近代科學在世界上處於潮流性優勢的近代，非我族類的其他科學（也包括哲學）常常遭貶抑、排斥、誤解的原因。

其實，「科學」二字並不神祕，它與「知識」、「學問」的意思，大體相似。從學科的角度而言，科學就是系統的知識體系。因此，研究哪一類或者哪一種問題，就可能形成哪一類或者哪一種科學。只要它形成了說明某一類或者某一種事物的概念、範疇體系，它就是成熟的科學。所以，不論知識還是科學，現在有、古代也有，國外有、中國也有。

自從近代科學主義盛行以來，「科學」幾乎成為當代中國人使用頻率較高的詞彙。而且動不動就用「科學」一詞來包裝自己，嚇唬和打擊別人。

但是令人驚嘆的是，國內學術界似乎直到今天，還沒有為「科學」一詞做出相對一致的定義來。尤其難堪的是，學術界常常在為近代科學主義推波助瀾，許多人卻不一定知道什麼才叫做近代科學主義。

德國中醫學家 M. 波克特教授 2005 年 1 月在北京的一次學術會議上強調：「中醫是成熟的科學，而且兩千五百年前就達到了成熟科學的水準。」這一說法，一點都沒有錯。

正是因為中醫是成熟的科學，與西醫明顯的不同，所以從近代科學主義盛行以來，中醫在中國就成為遭貶抑、排斥、誤解的一個典型。

一方面，近代科學主義強烈地威脅著、干擾著中醫認識自我、堅持自我、發展自我的文化決心與信念。另一方面，它對中醫學的威脅與干擾，自然而然地滋生出一種居高臨下的文化霸權與文化專制傾向。

可以說，中醫陷入從屬於西醫，或者中醫西化的歧途，實際上是近代科學主義逼迫出來的。亦即這種文化霸權與文化專制逼迫出來的。

這種專制，當然不同於社會制度上的專制。它是科學對科學的誤解，文化對文化的摧殘。因此對於這種文化專制，人們往往最容易忽視。

2｜近代哲學貧困

近代哲學貧困，幾乎是近代世界上的一種普遍現象。而中國的中醫界，似乎尤其突出。一方面，近代中國關於哲學的意識形態，主要是從前蘇聯轉口而來的；以純粹哲學為龍頭的完整的西方哲學，中國近代對其瞭解十分有限。另一方面，中國的傳統哲學長期受到批判、遭到塵封；而中國傳統哲學，恰恰是中醫形成和發展的方法和方法論。不僅過去如此，而且今後照常如此。這些內容，在《中醫學的科學定位》（參見附錄一）一文，有比較詳細的論述。

由於中醫界的近代哲學貧困，自然而然地使中醫從業人員未能全面正確地認識自我，未能準確無誤地從人類科學的整體框架上定位自我。數十年來，我們未能向我們所在的這個時代科學地回答「中醫我是誰」、「我是怎麼來的」這兩個問題，其實就是證明。

這裏所講的三個「未能」，就是當代中醫從成熟的理論醫學，退回到早期的經驗療法、經驗醫學的最根本的原因（參見附錄二）。而喪失了理論科學之後的中醫，以經驗療法、經驗醫學的形象，是無法與日趨興旺的西醫擺在同等重要的地位的。而且，近代中國流行的自慚形穢的傳統文化自卑症，不僅使中醫工作者淪為外來文化專制下的直接受害者，也使其中的不少人由此變異為中醫學術上的真正侏儒。

這一點，其實也算一種專制——即麻木不仁，不敢面對，不得不屈從於外來專制的自我專制。鄧鐵濤先生將這種現象稱之為「自我從屬」，即中醫自己甘願接受從屬於西醫，或中醫西化的現象。

3｜文化官本位現象

脫胎於封建專制的中國近代社會，民主體制尚未完善，官權思維根深柢固。在中醫領域，行政決定科學、事業主導學術的文化官本位現象，是一百年來困擾中醫學術健康發展的又一個重要因素。改革開放以來，這種現象常常被稱為「計劃經濟時期」的產物。

所謂行政決定科學，是指把行政與科學的關係顛倒了，把中醫學科自身的建設與發展，交給行政管理部門做安排、計劃、規劃和決策。所謂事業主導學術，是指把事業與學術的關係顛倒了，中醫學術本來是中醫事業發展的基礎，卻常常把中醫學術視之為中醫事業的一個組成部分，用推動中醫事業建設的安排、計劃、規劃和決策，來代替或推動中醫學科自身的建設與發展。

比如，時至今日，人們對各級領導人的題詞、表態、講話、發言的關注，往往勝過了對中醫科學學、軟科學研究的重視。又如，人們對事業發展上的經費、大樓、儀器裝備、人員隊伍等方面的重視，往往超過了對中醫學術如何遵循自身內在的科學規律健康發展的關心。

這其實不是表面現象，而是文化官本位現象在人們心理上的反映。按照 20 世紀 80 年代之前計劃經濟管理時期的舊思維、舊習慣，一切皆在行政計劃、規劃之中。所以我們所見到的關於中醫事業發展的林林總總的規劃、計劃，都是把中醫學術置身於中醫事業的一個部分，用行政規劃、計劃的方式，做一系列的安排。

很少有人從「生產力決定生產關係，經濟基礎決定上層建築」這些馬克斯主義的基本原理出發，做認真的反思和研究。按照當代軟科學、管理科學的一般原則，中醫的行政管理，服務於中醫學科發展的實際需要；中醫的事業發展，必須遵循中醫自身內在的科學原理和規律。因為把這些基本的因果關係、主從關係沒有擺正，儘管幾十年來推動中醫事業發展的規劃、計劃林林總總，但是始終未能挽回中醫學術衰落的危機。

20 世紀 50 年代全國號召搶救名老中醫的經驗，21 世紀的今天還在組織搶救，這究竟說明了什麼呢？

其實，中醫問題上行政決定科學、事業主導學術的文化官本位現象，就是一種專制。在馬克斯看來，這是一種把生產力和生產關係，經濟基礎和上層建築的位置顛倒之後，對生產力和科學技術所造成的最典型的束縛或專制。

在改革開放的今天，面對文化官本位現象，我們需要儘快轉變行政管理觀念。所以要改進中醫的行政管理，首先要從轉變管理觀念上開始。

其一，從「生產關係服從於生產力」的基本原理而言，應當是中醫學術主導中醫事業。

其二，從行政改革的新思維而言，應當是中醫管理以中醫的科學規律為依據，中醫管理服務於中醫學術發展的實際需要。

其三，面對近百年來中醫領域的非典型性文化專制，為了實現中醫學術的復興，首先要告別文化官本位現象。這就應當破除迷信，打破禁區，堅持學術自由，保證學術民主，盡最大的努力，煥發中醫的文化精神。

我們圍繞中醫問題上的非典型性文化專制，所討論的這三個方面，是符合當代中醫實際的，符合科學發展觀基本精神的，至關重要的一些觀念。本章在討論近代科學主義，近代哲學貧困，行政決定科學、事業主導學術的同時，這裏還需要重申以下四點。

其一，行政決定科學、事業主導學術的積習，與近代科學主義、近代哲學貧困交織在一起，就好像從上下、左右、前後三個維度，緊緊包圍著中醫的棺槨一樣。近百年來，它令中醫處於窒息狀態，幾乎喘不過氣來。因此我們有理由認為，這是近代中醫所遇到的，歷史上前所未有的，表現形式極其特殊的文化專制現象。

其二，我們這裏強調的非典型性，是因為這種文化專制，是中國的中醫問題上所獨有的。它由多種因素所形成，表現形式極其曲折、複雜，為當代中醫領域所獨有，所以是其他學科裏不可能見到、想到的問題。這一點，需要社會各界和學術各界，耐心地予以關注、研究、理解和支持。

其三，應當把中醫領域的非典型性文化專制問題，納入中國當代文化整合、重構的戰略高度上來思考、來研究、來解決。這是整個中華民族優秀傳統文化復興的一個突破口，舉國上下千萬不可等閒視之。

其四，最令人憂心的，當然是中醫界自身。因為長期以來的非典型性文化專制，中醫界有的人已經變得不會思維，不去思維了。

面對長期的非典型性文化專制，不少人越來越麻木不仁，缺少敏感，喪失自信，無心反思了。所以直到今天，許多人仍然沉睡在虛假的光榮和自我的滿足裏。

為此，我們接著將列舉出近代中醫學術上遭遇的四次非典型性文化專制現象，以期透過分析，讓人們對中醫學術上的遭遇有進一步的認識和理解。

二、漏列、廢止、改造、結合及其實質

在中醫學術遭遇「非典型文化專制」的近代，先後經歷了漏列、廢止、改造、結合四次重大的衝擊。從本質上看，這四次衝擊都是在不懂得、不承認中醫基礎理論的科學體系的前提下，將日本明治維新時期「滅漢興洋」的模式，搬到中國的歷史上重演。其中所不同的，只是在表面的提法上，「滅漢」的方式上，有一些非本質的差別而已。

1｜漏列的要害是廢除

漏列，即所謂「漏列中醫」的事件。1912 年，在蔡元

培（1868—1940）先生、汪大燮（1860—1929）先生先後任部長的北洋政府教育部，發佈了《『中華民國』教育新法令》（史稱《壬子癸丑學制》）。《法令》仿照當時德國和日本模式，確立中國教育上的學制系統。其中最突出、最特別的規定是，禁止讀中國傳統經典。而且，在其有關醫藥學教育的部分，均沒有列入中醫、中藥教育的相關規定。這就是所謂的「漏列中醫」事件。

在中醫界的抗爭之下，《法令》沒有進行修改。後來汪大燮在答覆中醫界的質疑時坦言：「余決意今後廢去中醫，不用中藥……按日本維新已數十年，其醫學之發達，較之我國不啻天壤。乃日本鄉間仍有用中醫者。我國欲全廢中醫，恐一時難達目的，且我國所有西醫不敷全國之用也。」蔡、汪兩位先生，均是當年日本歸國的留學生，他們個人的成見，我們是可以理解的。但是，「漏列中醫」事件完全是一種政府行為，而且是北洋政府在沒有經過民主討論與學術論證的情況下，照搬了日本明治維新時期「滅漢興洋」模式的。這是在中醫的故鄉，第一次以行政方式敲響的消滅中醫的喪鐘。由於中國的具體情況畢竟與日本有別，因此中國式的「滅漢興洋」，北洋政府分作兩步來走。首先，在西醫人員暫時不足的情況下，政府不考慮中醫的教育安排，只容許中醫像日本那樣在民間自生自滅，苟且延續。然後，等到西醫在中國壯大之後，再如汪大燮所言，「全廢中醫」。

所以，教育上的「漏列中醫」事件，其要害是廢止中醫，是中國式的有計劃的「滅漢」；而「漏列中醫」之舉所期待的西醫一家獨大，則是中國式的「興洋」。而且「漏列中醫」之後，中醫的抗爭無果，政府沒有進行反思，「全廢中醫」的態度、方針沒有逆轉。

2｜廢止的重點是挖心

廢止，即「廢止中醫」的事件。指的是 1929 年國民黨政府在南京召開的第一屆中央衛生委員會議上，委員余云岫先生提出的《廢止舊醫以掃除醫事衛生之障礙案》，簡稱《廢止中醫案》。

余云岫先生以及他的歷史，中醫界大多數人比較熟悉，此不贅述。余先生早年在日本留學西醫，也曾從師章太炎先生學習國學。他的《廢止中醫案》，同樣是日本「滅漢興洋」的翻版。不過，余先生「滅漢」有兩個特點。

其一，他不是行政管理者，而是一個激進的，用西醫的觀念與標準扼殺中醫的近代科學主義者。

其二，余先生刻意要廢止的，是《黃帝內經》為代表的中醫基礎科學體系和中醫基礎科學指導下的辨證論治的臨床技術體系。用他的原話講，叫做「墮其首都也，塞其本源也」。這實際上是余先生對中醫的「挖心」術。

當中醫這兩個最核心、最本質的體系，即科學理論體系和辨證論治為特長的臨床技術體系，被徹底地廢止之後，就是挖掉了中醫可以與西醫並存、並重的真正靈魂。如此留下來的，只是一些支離破碎的、失去靈魂的、經驗性的方劑和藥物。所以余先生的「挖心」術，可以稱之為余氏的「滅漢」，同時也是他的「興洋」。

表面上看，余先生似乎不完全否定中藥及其治療效果，因此後來他常常被視之為「廢醫存藥」論的代表。

在全國中醫界的強烈反對之下，余先生的《廢止中醫案》未能通過。不過，中醫界抗爭的主要對象，是當時的行政決策部門；中醫界抗爭的學術理由，主要是中藥的治療效果。這似乎有些文不對題，不及要害。

余先生對中醫科學理論體系和辨證論治的臨床技術體系廢止的質疑，中醫界或因近代科學主義的困擾，或因自身哲學貧困的無奈，未能從學術的層面上，做出科學的、針鋒相對的回應。因此，《廢止中醫案》在行政式的官場調停中，糊裏糊塗地草草收場。最終，中醫學術的生存地位與環境，依舊沒有改變；中醫的醫療與教育，依然浸泡在自生自滅的困境裏。

3｜改造的目的是西化

改造，即「改造中醫」的事件。指的是 1950 年在「全國衛生工作會議」期間，因余云岫先生提出的《改造舊醫實施步驟草案》所引起的那場「中醫科學化」的事件。

其實，余先生的《改造草案》，仍然是抄襲、照搬日本的。日本明治維新以後，曾在荷蘭留學西醫，後來擔任日本內務省衛生局局長的長與專齋，制定了一系列「滅漢興洋」的具體法規。其中對漢醫（即日本的中醫）危害最深遠者，莫過於《醫師學術考試規則》。

按《規則》的要求，以往執業的漢方醫師，必須由西醫七項基礎科目（含物理、化學、解剖、生理、病理、內外科、藥劑學）的學習並考試通過，方能授予執業資格。顯而易見，《規則》的意圖首先是對漢醫進行「洗腦」，而「洗腦」的結果必然是對漢醫的改造。

這裏所謂的「洗腦」，即以西醫的基礎科學和臨床技術的基本內容，作為唯一的醫學規範與標準，要求漢醫承認和接受這一規範與標準。當漢醫接受這一規範與標準之後，便完成了漢醫「西醫化」的改造。經過「洗腦」的漢醫，頭腦裏原有的中醫理論和臨床技術體系或者動搖，或者解體。而西醫的基礎科學和臨床技術的規範與標準，便逐步主導了漢醫的臨床辨證思維。

用今天的話講，這種洗腦與改造，也可以叫做「更換軟體」——給執業的漢醫頭腦中裝進了西醫的基礎科學和臨床技術的「應用軟體」，便把原有的屬於中醫理論與臨床的那些「應用軟體」，逐步抵押掉，排斥掉了。所以我們說，改造的最終目的，就是「西化」。

近代日本的漢醫，往往是看著西醫的疾病診斷來選擇中醫的方劑，指著西醫的化驗報告結果來使用中藥。而中醫理論和臨床技術體系指導下的，代表中醫生命力和臨床特色的辨證論治，幾乎喪失殆盡。因此，洗腦——改造——西化，可謂是日本針對漢方醫師進行的「滅漢」三重奏。

這其中，最可怕的是時間的持續。持續百年的洗腦、改造、西化，日本已經把中醫的理論體系和臨床技術體系，徹底地丟掉了。即使今天日本的什麼人偶然心血來潮，萌發起復興中醫的奢望，也不會有什麼好結果。

因為人才沒有了，中醫的靈魂沒有了，所以今天日本的中醫，已經完全失去了回春之力。其實今天中國中醫學術與人才的狀況，已經離日本不遠了。

1950 年，當余云岫先生提出《改造草案》的時候，正是日本實施《醫師學術考試規則》後，漢醫在日本全面衰落，是足以令中國引以為戒的時候。然而，我們衛生部的兩位官員，偏偏在這個時候以「中醫科學化」的名義，採納並且實施了余先生的《改造草案》。而且，在其後制定的《中醫師暫行條例》和《實施細則》中，完全照搬了日本《醫師學術考試規則》的精神。因此使日本「滅漢興洋」的悲劇，在中醫的故鄉得以重演。

後來，在中醫界的反對下，衛生部的兩位官員被撤職，《改造草案》的「中醫科學化」也被叫停。然而，在近代科學主義盛行的中國，這種叫停，結果還是叫而不停。中國式的「滅漢興洋」或者「西化」中醫，並沒有因此而終結。

4｜結合的本質是改造

結合，即 20 世紀 50 年代末所形成的「中西醫結合」運動。與漏列、廢止、改造三者相比，它曠日持久，堪稱潮流，風靡至今。它名義上叫結合，形似「中醫科學化」、「中醫西醫化」，本質上仍然是對中醫的改造。

需要指出，「中西醫結合」在中國的產生，是一件充滿戲劇性的怪事。從表面的動機上看，它與「滅漢興洋」好像相反；從內在的本質上看，它與「滅漢興洋」完全相同。然而，正是因為「中西醫結合」產生過程的戲劇性，使它從一開始既具有濃厚的蒙蔽性、神祕性、誘惑性，而且從一開始就具有鮮明的政治性、指令性與威懾力。

它使社會各界長期看不清「結合」的真正面目，也使學術界長期萬馬齊喑，不敢道出它的真實本質。在這裏，我們需要做一些簡單的回顧。

1954 年，毛澤東對改造中醫的「中醫科學化」，提出了強烈的批評，並作了嚴肅的行政處理。他認為，中國對世界有大貢獻的，我看中醫是一項；他主張，中西醫一定要團結，西醫一定要打破宗派主義，而且強調首先西醫要學習中醫，才有利於打破歧視、排斥中醫的宗派主義傾向。這些說法既準確，又懇切，讓全國中醫界深受鼓舞。

1956 年 8 月，毛主席又說：「要把中醫中藥的知識和西醫西藥的知識結合起來，創造中國統一的新醫新藥學。」人們把這種新醫藥學，概括為「中西醫結合的新醫藥學」。於是「中西醫結合」這個詞，便在社會上流行了起來。同時毛主席還提到：「以西方的近代科學來研究中國的傳統醫學的規律，發展中國的新醫學。」

他所講的「西方的近代科學」，自然是建立在物理學、化學基礎上的近代科學。在這類科學裏，當然也包括了現代的西醫。在「文化官本位現象」和「計劃經濟」思維的大背景下，毛主席的講話很快被社會上、醫學界的近代科學主義所利用，所炒作。

1958 年 10 月 11 日，毛主席對衛生部「關於組織西醫離職學習中醫班總結報告」做了頗具影響的長篇批示，指出：「今後舉辦西醫離職學習中醫的學習班，由各省、市、自治區黨委領導負責辦理。」批示在盛讚「西醫離職學習中醫」的同時，要求抓緊培養「中西醫結合的高級醫生」和「高明的理論家」。這是在國家領導人的正式批文中，第一次用到「中西醫結合」這一個詞的。不過，這裏的「中西醫結合」指的是醫生，而在前面指的是新醫學。

1965 年，毛主席在著名的「6·26」指示中說：「醫學教育用不著收什麼初中生、高中生。華佗讀的是幾年制，明代的李時珍讀的是幾年制？我看高小畢業學三年就夠了……

書讀得越多越蠢。」

1966年，「文革」大幕拉開，向一切「舊思想、舊文化、舊風俗、舊習慣」宣戰，「破四舊、立四新」。從那時候起，中醫便被定格為以「舊思想、舊文化」為根基的，落後、過時的「封建醫」。

在那種形勢下，中醫倘若不儘快地「西化」為「新醫藥學」，就將面臨著徹底滅亡的絕境；中醫如果要想「立新」，自然只能是「西化」中醫的一條路。

筆者在《這樣的學費還要繳多久》（參見《醫理求真》）一文中，列舉了中醫教育和科研的兩個例證。例如，國家自然科學基金委員會 2005 年資助的四類研究中醫項目，全部是用現代還原性方法，亦即「西化」中醫藥的方法來研究中醫、中藥的課題，而運用中醫自身的特點和方法進行研究的課題，一項也沒有。

再如，2004 年，北京中醫藥大學經國家教育部批准培養的，中醫理論與臨床學科的博士研究生，其學位論文全部屬於用西醫還原性方法研究中醫、中藥的模式。

其實，由國家提供經費的中醫科研與人才培養的「全盤西化」問題，早已是中醫領域獨有的見怪不怪的頑症了。所以在這裏，不能不使人聯想到日本明治維新「洗腦——改造——西化」的滅漢三重奏。

不同的是，這種「洗腦——改造——西化」的三重奏，日本當年是針對執業醫師的，而我們是針對在校學習的青年學生的——把對中醫師的改造和西化，提前到在校學生的教育階段上來。

這真是有過之而無不及。

三、幾點補充說明

1｜關於中國的「滅漢」

本章在討論「困擾中醫百年的非典型性文化專制」之後，接著就對日本「滅漢興洋」的模式搬到中國以來所發生的，與中醫生死攸關的「漏列、廢止、改造、結合及其實質」進行了討論。

漏列的要害是「廢除」，廢止的重點是「挖心」，改造的目的是「西化」，結合的本質是「改造」。除了直接廢除中醫之外，另外的「挖心」、「西化」、「改造」，三者都是直接針對中醫基礎科學體系和辨證論治的臨床技術體系的。其中的「挖心」，是直接的拋棄；「西化」與「改造」，則是從中醫工作者的知識結構上，從基礎科學體系和臨床技術體繫上，逐步使中醫變為西醫。所以，「漏列、廢止、改造、結合」結果都是一個——中醫的消亡。

因為當中醫丟掉基礎科學體系和臨床技術體系之後，就像一個人丟掉了靈魂一樣，留下的只是一俱沒有生命力的殭屍。現在，社會民眾所接受的中醫臨床服務，基本上是這樣。如果把中醫藥學比作一棵碩果纍纍的大樹，那麼傳統的文化與科學是其根，以《黃帝內經》為代表的基礎醫學為其本，臨床醫學為其主要枝桿，方藥和療效則是其花、葉與果實。被反覆自殘和西化之後的中醫，根、本與主要枝桿，都已被肢解得七零八落了，剩下的就是一堆枯枝、敗葉、乾果。這就是「中西醫結合是發展中醫的重要途徑」的結果。

如果人們承認中醫辨證論治的臨床水準嚴重下降，就無法否認眼前的這一結果。

2｜關於學術中心坐標

以上我們討論的，既不是政治人物的問題，也不是政治是非的問題，而是中醫近代興衰的學術現象及其原因問題。為了說明這一段學術史，這裏需要緊緊圍繞著的，無疑是中醫學術這一中心坐標。

20 世紀 50 年代初，毛主席在解決改造「中醫科學化」的問題時，從行政思維出發，用行政措施處理。在講到「中西醫結合」時，他同樣從行政思維出發，用行政口號或號召的方式，並要求「創造」一個結合的「新醫學」，要求培養「結合」的理論家。

其實他講的「中西醫結合」，不過是一種良好願望，一種行政號召而已，不可能提出具體的理論、思路與方法來。然而，一方面是社會上既有的近代科學主義基因；另一方面，是由於行政上的良好願望，被社會上的近代科學主義思潮所利用，因而行成了「中西醫結合」的熱潮。

這一熱潮，因為計劃經濟時期管理體制的運作方式，因為那時候自上而下，群眾運動的習慣做法，很快地由組織機構、人事安排等具體措施固定了下來，從而在體制上鑄成了「西化」中醫的醫療、教學、科研、管理的基本格局。

3｜關於潮流的壓力

一位當年參與過「中西醫結合」運動的老人，曾講過一件比較典型的事情：1958 年歲末，原北京中醫研究院的人們舉著「中西醫結合」的「成績」，熱熱鬧鬧地向國務院「報喜」。國務院主管文教衛生的一位主要領導人「鼓勵」說：

要以「大躍進」的精神，爭取 24 小時、48 小時之內，實現「中西醫結合」。從這話裏，既感到他對當時形勢的不可抗拒，也感到他對群眾運動的無可奈何。

按理說，世界上所有的科學發明或發現，它永遠是，而且只能是在本學科極少數的菁英之中，進行的嚴肅而聖潔的思維勞動。它不決定於「有心栽花」，也不是以「群眾運動」的方式來實現的。

但是那時候，「反右派運動」尚未結束，「大躍進運動」洶湧而來。所以，由毛主席親自號召開展的「中西醫結合」運動，自然也像潮流一般，轟轟烈烈、勢不可擋、席捲全國。它威懾到全國上下各階層，更使中醫界人人自危，隨波逐流，直到今日。

4｜最珍貴的思想

早在 1954 年，國家領導人劉少奇針對西醫學習中醫的問題，提出「系統學習、全面掌握、整理提高」的十二字方針。如果在培養「中西醫結合的高級醫生」時，能像劉少奇說的那樣，首先在「系統學習、全面掌握」上下工夫，打下堅實的中醫理論科學與臨床技術的基礎，也許往後開展的「中西醫結合」不會是現在這種樣子。

1978 年，鄧小平針對中醫學術後繼乏人的問題，提出了「要為中醫創造良好的發展與提高的物質條件」。如果我們的行政管理能像鄧小平講的那樣，在中醫按照自身內在的科學規律自主發展上，做好物質保障；如果我們能像鄧小平講的那樣，切實做到「科學技術是第一生產力」，在中醫學術發展上真正做到「尊重科學、尊重人才」；如果我們的行政管理能像鄧小平提倡的那樣，做好科學發展的「後勤部長」……也許隨著我國的改革開放，以「中西醫結合」名義的「中醫西化」，在 30 年前就會迷途知返。倘若沒有這裏講得這麼多的如果，相信中醫不會是現在這種樣子。

5｜相信科學與《憲法》的尊嚴

1982 年《憲法》關於「發展現代醫藥和我國傳統醫藥」的規定，至今已頒佈 30 年。「中西醫結合」名義下的「西化」中醫，依舊故我，至今亦然。為什麼在《憲法》面前，「西化」中醫竟然如此頑固呢？這的確是值得我們深思，而且「萬萬不可粗心大意」的問題。

事實上，今天不少人已經感到，中醫理論科學體系與臨床技術體系解體得越徹底，中醫復興的前途便越渺茫；今天不少人已經看到，我國《憲法》阻遏不住中醫「西化」的逆流，這是全體中國人面臨的悲哀。畢竟，物到極時終必變。文化的自覺，學者的覺悟，往往代表著新的思想啟蒙的即將到來。

第三章

文化精神潰敗與中西醫結合

前面我們討論了日本的「滅漢興洋」與「中西醫結合」、「中醫西化」內在本質的一致性。在這裏，我們再從文化精神的角度，就「中西醫結合」為什麼在國內延續半個世紀的原因做一些分析。

一、文化精神與文化精神潰敗

醫學是科學的組成部分，科學是文化的組成部分。討論中西醫結合，當然要涉及文化和文化精神的問題。在前面，多次提到過文化精神，並且在談到文化精神的意義時說：「文化精神是催生文化和文化傳承的真正動力。」那麼，什麼是文化精神呢？

文化精神，指的是對待文化的態度或者意識。具體而言，應當這樣概括：文化精神就是只對文化負責、不為功利所使的一種徹底、純粹的治學態度或學究意識。

進而言之，文化精神需要從三方面來理解。

一方面，所謂只對文化負責，指的是文化的生成與傳承的過程中，必須堅守文化自身的嚴肅性和聖潔性。

另一方面，所謂不為功利所使，是指文化的生成與傳承過程，與文化服務於現實，應用於社會，是完全不同的兩回事。

第三方面，所謂徹底、純粹的治學態度或學究意識，是對文化工作者的要求。

指的是從事文化生成與傳承工作的人，應當具有全心全意、嚴肅謹慎、不求名利、不畏艱難的一種精神。只有既懂得文化的嚴肅性和聖潔性，又具有徹底、純粹的治學態度或學究意識的人，才是具有文化精神的人，才可能成為一個真正的催生和傳播文化的開拓者。

人們常常把對待科學的態度，概括為「實事求是」四個字。其實，文化裏包含了科學，科學是文化最重要的組成部分。所以，文化與科學，都是人所創造的知識產品，本質上是相通的，只是內涵與外延的大與小的區別而已。

談到科學態度或者科學精神，只強調「實事求是」，力度似乎不足，還需要進一步強調徹底和純粹才好。這對於堅持科學的嚴肅性、聖潔性，對於防止和抵制偽科學、假科學，是十分必要的。

苗力田先生翻譯《形而上學》一書時，在前言中有這樣一個提法，「科學是目的不是手段」。聯繫該前言的全文上下，其完整的意思是：科學不是功利性的，它純粹是，或者完全是以認識永恆和必然的真理為其目的。而以科學為依據的技術，則是功利性的。就是說，技術來源於科學，它是應用或服務於現實的。所以苗氏解釋說，技術是手段的。手段的，是相對於目的而言的；手段的，是功利性的。可見，我們這裏所講的文化精神，與苗氏的科學精神，完全一致。

另外，儘管人們在習慣上講，文化中包含著精神文化與物質文化兩方面，但是精神文化與物質文化之間，不應該是並列關係。不論應用技術，還是物質文化，兩者均從屬於科學或者精神文化。當然，在技術開發或物質生產的具體過程中，也要有「徹底、純粹」的文化精神在其中。這與應用技術、物質文化從屬於科學、精神文化的關係，並不矛盾。

總之，這種徹底、純粹的文化精神，是我們研究中醫學術問題時，討論中西醫結合、中醫西化問題時，必須堅守的態度或者意識。

文化精神潰敗，就是文化精神的喪失。這裏的「潰」，指的是崩潰；「敗」，指的是衰敗。文化精神、科學態度的潰敗，必然導致文化、科學的生成、傳承、應用、發展的潰敗。在我國推行了半個多世紀的中西醫結合運動，存在著嚴重的文化精神潰敗的問題。

對於這一問題，以下將從沒有起跑線的中西醫結合、一個命題十種口號、十種口號有悖常理等三個方面，簡要地做一些討論。

二、沒有起跑線的中西醫結合

開展中西醫結合運動在學術上的第一件大事，就是釐清這場運動的起跑線在哪裏？釐清中西醫結合的起跑線，至少要回答三個學術問題：什麼叫中醫與西醫？什麼叫結合？用什麼方法來結合？可以說，這三個學術問題，是構成了中西醫結合運動的起跑線。不論願意不願意回答，只要肩上扛著中西醫結合的大旗，你就必須回答。

第一，在這三個學術問題中，首要的也是最基本的，是第一個問題。而在第一個問題中，最關鍵也是不可繞著走的，是中醫學的科學定位問題。

因為中西醫結合裏的西醫，主要是指西醫生物醫學。它的科學定位，國外早已很清楚——西方近代科學，屬於還原性科學；西醫生物醫學，是隨著還原性科學的發展而發展起來的。所以創造結合的新醫學，首先要對中醫與西醫從研究對象、研究方法、概念範疇體系三個方面，進行深入的比較研究。透過這樣的比較研究，在進一步明確西醫的學科定位的同時，中醫的學科定位也就自然明白了。

最終，在給中醫和西醫（尤其是中醫）做出嚴格、準確定義的基礎上，什麼叫中西醫結合，用什麼方法實現中西醫結合，自然就會有一個統一的認識和目標了。

我們前面在討論「漏列、廢止、改造、結合」四次衝擊時提到，四次衝擊是在「不懂得、不承認中醫基礎理論科學體系的前提下」出現的。但是今天講中西醫結合，那就不允許再講「不懂得、不承認」了。

「不懂得」，這是一個學術問題。首先你必須弄懂，絕不能不懂裝懂。「不承認」，這既是一個態度問題，也是一個學術問題。你更需要從學術的源頭上把中醫弄懂，搞明白。假如你要說中醫不是一門成熟的學科，那你就要站在整體科學的高度上，說出中醫不是一門成熟的學科的科學根據來。這也是你對你所講的中西醫結合的一個最好的交代。

半個世紀以來，社會上關於中醫學的解釋，大體有四種說法：

其一，中醫藥學是我國勞動人民與疾病做鬥爭的經驗總結；其二，中國醫藥學是一個偉大的寶庫；其三，中醫學是我國優秀傳統文化中的瑰寶；其四，中醫與西醫是完全不同的兩種醫學科學體系。

這些說法，其實都是用溢美之詞包裝起來的學術性「口號」。因為未能揭示中醫學的本質屬性和特徵，當然不能算做中醫學的學科定義。假如你要以這些學術性的口號來理解中醫，那麼你所理解的中西醫結合，自然也只能是一種口號。因為你不可能根據學術性口號的中醫，揭示出中西醫結合的本質屬性和特徵來。

第二，儘管在人們的潛意識中似乎也覺得，中醫與西醫在基礎科學、臨床技術、診治經驗這三個層次上，概念範疇自成體系，知識內容各具特點。

但是一百年來，總有人固執地認為，中醫只是一種經驗醫學或者經驗療法而已。所以，中醫到底有沒有基礎理論科學體系，有沒有臨床辨證技術體系，這是從研究對象、研究方法、概念範疇體系三個方面，對中醫與西醫進行比較研究時，就可以澄清的學術問題。否則，一個學術體系相對成熟、完整的西醫，與一個學術不成熟、體系不完整，尚屬於經驗水準的中醫之間，完全是一種不併列、不相稱的關係。那就根本談不上什麼統一，什麼結合的了！

然而，半個多世紀以後的今天，這些最根本、最重要的學術研究課題，不僅沒有認真研究，甚至連研究的意識都還沒有。1958 年「大躍進」的時候，社會上流行著這樣兩句話：「情況不明幹勁大，心中無數主意多。」中西醫結合運動，豈不也是「中西不明幹勁大，未知源流亂結合」了嗎？

半個多世紀以來，從事中西醫結合的學術團體、科研、醫療、教學部門裏，工作人員成千上萬。我們當然不會強求每一個人對起跑線上的三個學術問題，都有深入的研究。但是，半個多世紀以來各學術團體、科研、醫療、教學部門裏，中西醫結合的領軍人物也不下數百、數千。退一萬步講，在數百、數千的領軍人物中，總可以選出十幾人、幾人，哪怕一個人來，專門從事這三個學術問題的深入研究吧？而且，半個多世紀的時間過去，無論如何也應該交出一份成熟、圓滿的答卷來了！

然而時至今日，起跑線上三個學術問題的答卷，的確沒有，竟然沒有！如此轟轟烈烈而又沒有起跑線的中西醫結合，怎麼能持續半個多世紀呢？我們的文化精神、科學態度，都到哪裏去了呢？

三、一個命題十種口號

1｜釐正學術與口號的關係

邏輯常識告訴我們，凡是在某一特定學術領域提出一個學術命題的時候，首先要把這一命題作為一個概念來對待，並為它做出定義來。

前面講到，什麼叫中西醫結合，這是擺在中西醫結合起跑線上的第二個學術問題。由於第一個問題裏的中醫與西醫，我們並沒有首先以定義的邏輯形式將它概念化，所以對於中西醫結合，我們就無法為它做出定義，以使它概念化。這是中西醫結合這一命題從提出到今天，依然一語多歧、一詞多義的直接原因。

針對一個沒有概念化而又十分嚴肅的學術性命題，我們企圖以「群眾運動」的方式「創造」出「中西醫結合的新醫學、新藥學」的偉大成果，這在人類科學史上恐怕是找不到先例的。但是這一人類科學史上找不到先例的中西醫結合運動，竟然，在中國出現了。而且它從一開始便具有了鮮明的群眾運動與行政意志的特點，所以它從一開始就偏離了學術發展的正常軌道。

在這種情況下，中西醫結合運動便不可避免地蛻變為行政意志和群眾運動下的一種口號。因此我們在這裏，不得不就學術與口號的關係，加以說明。

口號在社會上，是一種司空見慣的現象，人們對它並不陌生。在行政上，要統一大家的思想，要讓大家看清目標，共同努力完成一項任務，或者推動一項事業，往往需要口號。戰場上也一樣，領軍人常常需要用口號來振奮人心，提高士氣，統一行動，以取得勝利。但是學術的發展，不同於事業發展、社會管理和指揮戰爭。

學術的生存與發展，要以學科自身內在的科學原理、規律為準繩。什麼樣的學科，便有什麼樣的學術特點；不論什麼樣的學術特點，總是由自身內在的科學規律來支配的。所以討論任何一個學科的發展問題，都必須按照它自身的科學規律辦事。如果你要推動中醫事業的發展，你必須首先懂得，中醫事業從屬於中醫學術這一道理。

反過來講，那就是中醫學術，決定了中醫事業的發展方向和方法。如果你要管理中醫事業，你一定要明白中醫內在的科學原理到底是什麼，你的管理才有科學的根據。所以，中醫學術的發展，是中醫學術自身的事，是中醫專家自身的事，也是中醫科學原理所決定的事。也就是說，中醫學術怎麼發展，是不需要口號的，尤其不需要行政性口號。行政在學術發展上，不是領導的功能，而是服務的功能。行政應當作好後勤服務，而不是讓學術聽從行政的擺佈。

2｜群眾運動中的十種口號

基於上述，由於中西醫結合這一命題我們無法為它做出定義，使它概念化，因此它就無法擺脫一語多歧、一詞多義的問題。又因為群眾運動與行政意志的雙重特點，由中西醫結合這一命題演變出來的含義不同的口號，便愈來愈多。這裏僅舉出其中的十種，以供大家討論、思考。

（1）把創造新醫學、新藥學稱之為中西醫結合。

（2）把臨床上的中藥和西藥並用，或者中藥和西藥的雜投，稱之為中西醫結合。

（3）把運用西醫還原性研究方法，對中醫進行驗證、解釋、改造的所謂科研，稱之為中西醫結合。

（4）把運用西藥的理論與方法對中藥進行「西藥化」的研究，稱之為中西醫結合。

（5）把教育上中醫課程和西醫課程雙管齊下，混合安排的做法，稱之為中西醫結合。

（6）把管理西醫的思路和方法，用來管理中醫的做法，稱之為中西醫結合。

（7）把懂得西醫，又懂得中醫的醫藥工作者，稱之為中西醫結合人員。

（8）把先學西醫，再學中醫的「西學中」工作者，視為不同於中醫和西醫的，稱之為中西醫結合的第三支力量，或者另一支隊伍。

對於「第三支力量」，這裏需要做一點說明。1978 年，原衛生部中醫司司長呂炳奎先生首先提出三支力量的說法。原話是這樣說的：「中醫、西醫、中西醫結合三支力量，長期並存，獨立發展。」

他這樣講，是有特定歷史背景和含義的。1958 年以後，中醫的醫療、教學、科研，基本上是由舉著「中西醫結合」牌子的人在當家。而真正的中醫在中醫機構之內，已經被排擠在學術與組織的邊沿地位。所以呂先生提出的三支力量的真正用意，是希望改變中醫從屬於中西醫結合的衰敗局面，把中醫從「西化」的窘境中擺脫出來，給中醫一個獨立發展的真正的環境和機會。

但是到 1982 年以後，隨著國家《憲法》關於「發展現代醫藥和中國傳統醫藥」規定的出台，中醫重新受到了國家的重視和法律的保證。從此，中西醫結合主導中醫的局面，開始有了鬆動，有了改變。

隨著大局的變化，第三支力量的旗手也發生了變化，逐漸被中西醫結合方面拿過去了。其實，這種「旗子」的變換，反而讓人更明顯地感到一種潛在的不和諧。

（9）把中西醫結合，稱之為「發展中醫的重要途徑」。

對於這一提法，也需要做一點說明。與這一提法相似的口號，是「文化大革命」中提出來的。原話是：「中西醫結合是發展中醫的唯一道路。」

1978 年，中共中央以（78）56 號文件轉發了《關於認真貫徹黨的中醫政策，解決中醫隊伍後繼乏人問題的報告》之後，1980年，「唯一道路」之說便修改為「中西醫結合是發展中醫的重要途徑」。顯而易見，不論「唯一道路」，還是「重要途徑」，只是語詞輕重的選擇而已。「藥」沒有明顯改變，所以「湯」還是原來的味道。

（10）稱「中西結合醫學」，在中國已經形成了。這一提法或口號，是近幾年炒作出來的。

以上這十種口號，除了「中藥和西藥並用」需要認真研究，達到中西醫臨床治療的有機配合以外，其餘的九種口號，都缺乏科學的根基。

四、十種口號有悖常理

如果從常理上粗略地對這十種口號加以分析，無一不矛盾畢露，不能自圓其說。荀子對於文化精神有一種具體的解釋，他主張在討論問題時，應當「以仁心聽，以學心說，以公心辨」。

我們這裏僅從「仁心」、「公心」出發，按照常理與邏輯，對上述十種口號做一些分析，以期大下家共同討論。

1｜關於把創造新醫學、新藥學稱之為中西醫結合

這個問題前面已經做過分析，這裏只提三個問題：

其一，為什麼當初不能從中、西醫的比較入手，首先明辨中醫與西醫在研究對象、方法和概念範疇體繫上的區別，以明確中醫與西醫各自的科學定位呢？

其二，1958 年時，為形勢所迫跟著行政口號跑，人們尚可以理解。3～5 年之後，靜下心來研究中、西醫的科學定位，為時也不算晚。但是，如今半個多世紀過去了，仍然停留在口號的表面上，仍然對「中醫我是誰」、「我是怎麼來的」不研究、不回答，這是對待首要的學術問題的態度嗎？

其三，如果啟動中西醫結合之初，就像余云岫先生主觀認定的那樣——西醫是唯一科學的醫學，中醫只是經驗療法。那麼為什麼不能光明磊落地告訴世人——中醫與西醫不相匹配、不可並重，中醫理論應當廢止，中西醫結合的提法不能成立呢？

2｜關於把臨床上的中藥和西藥並用，或者中藥和西藥的雜投，稱之為中西醫結合

這裏提三個問題：

其一，在中、西藥並用之前，難道我們不應當想一想，這樣做是否會給病人造成過度治療，重複用藥呢？

其二，我們今天手裏有中醫和西醫，我們便中、西藥並用。如果明天手裏還有蒙醫、藏醫、維醫、印度醫、埃及醫等，是否可以不論什麼藥物，全部一擁而上呢？

其三，如果這樣做可以稱之為中西醫結合，那麼，我們的中西醫結合豈不是早就實現了嗎？

3｜關於把運用西醫還原性研究方法，對中醫進行驗證、解釋、改造的科研，稱之為中西醫結合

這裏也提三個問題：

其一，我們是否想過，中醫自身的研究方法和特點是什麼？

其二，我們是否想過，借用西醫研究方法的科學根據是什麼？

其三，如果我們連中醫自身的研究方法究竟是什麼尚且不明白，那麼，有什麼理由可以肯定用還原性研究方法，一定能驗證、解釋中醫的理論與臨床呢？

4｜關於把運用西藥的理論與方法對中藥進行「西藥化」的研究，稱之為中西醫結合

這裏提四個問題：

其一，中藥的藥理標準是四氣五味、升降浮沉、歸經、功效，西藥的藥理標準是藥物化學。如果中藥「西藥化」了，中醫豈不是無藥可用了嗎？

其二，如果中醫變得會使用「西藥化」、「化學化」意義上所謂的中藥——而實質上真正的西藥時，那樣的中醫還姓「中」嗎？

其三，從天然藥材中提取有效化學成分的做法，本來是西藥生產的一條老路。為什麼偏偏將人家的老路，稱之為中藥現代化的新途徑呢？

其四，中藥「化學化」、西藥化」了，這時候所謂的中藥與西藥，其實統統地歸屬於西藥了，那麼，我們稱心如意的中西結合，難道是全盤西化這個目的嗎？

5｜關於把教育上中醫課程和西醫課程雙管齊下，混合安排的做法，稱之為中西醫結合

這裏提四個問題：

其一，如果教育上這樣做，是為了促進中西醫合二為一，這本應是中、西醫雙方共同的事情，為什麼西醫的專業教育沒有做這樣的安排呢？

其二，如果教育上這樣做，是因為中西醫已經合二為一，那麼人們質疑的「老師堂上各講各，偏要學生來結合」，應當如何解釋呢？

其三，如果唯獨中醫的教育，才要安排大量的西醫課程，這是不是要將 20 世紀 50 年代改造中醫未盡的事業，放在今天的中醫高等教育中來完成，在學生還沒有走出中醫院校大門之前，就提前讓他們「洗腦—改造—西化」了呢？

其四，20 世紀 50 年代改造中醫的做法被制止，推行改造中醫的衛生部官員被撤職，為什麼全國現有的 30 所中醫院校共同「從娃娃做起」，走在「中醫西化」的老路上，竟然不聞不問了呢？

6｜關於把管理西醫的思路和方法，用來管理中醫的做法，稱之為中西醫結合

這裏提四個問題：

其一，中醫和西醫是不同的兩個學科，還是相同的一個學科？

其二，兩個學科相同，我們可以同樣來管理；兩個學科不同，難道也要同樣來管理嗎？

其三，我們經常講管理科學，科學管理，是因為學術管理是要依靠學術特色。那麼，我們對中醫的管理到底是按學科的特色管理中醫，還是按照管理西醫的模式，或者計劃經濟時期的思維來管理中醫呢？

其四，我們的中醫藥大學裏大部分學校有管理學院或者管理系，為什麼不首先研究中醫醫療、教學、科研工作的管理科學與科學管理，催生改革的新思維呢？

7｜關於把懂得西醫，又懂得中醫的醫藥工作者，稱之為中西醫結合

這裏提三個問題：

其一，如果一個人懂得西醫，又懂得中醫，就稱之為中西醫結合人員，那麼青年人在高中或大學階段既學了物理，又學了化學，也應當稱之為「理化結合」人員了嗎？

其二，對於懂得西醫，又懂得中醫的人才，到底稱之為雙學位獲得者好一些呢，還是稱之為中西醫結合者才合理呢？

其三，如果堅持要把雙學位的獲得者稱之為中西醫結合人員，這是我們的獨創呢，還是借用行政口號，來干擾教育原則呢？

8｜關於把先學西醫，再學中醫的「西學中」工作者，稱之為中西醫結合的第三支力量

這裏提四個問題：

其一，按照常理，先學了什麼，後學了什麼，是知識結構的意思；而幾支力量，是組織建制或者人員隊伍的意思。為什麼要用組織、人事方面的概念，把原本屬於知識結構概念的「西學中」人員，單列為另一支力量呢？

其二，按照毛澤東當年的原意，西醫學習中醫是為了消除西醫的宗派情緒，促進中、西醫之間的團結。然而在中、西醫之外，再單列一個非中非西、自成派別的第三支力量來，這對於促進中西醫之間的相互團結與合作，是有益還是無益？

其三，這對於貫徹「中西醫並重」的衛生工作總方針，是有利還是有弊？

其四，如果這第三支力量，是相對於中醫人員隊伍的，那麼，為什麼放著自己肩負的「什麼叫中西醫結合」、「中西醫如何來結合」這一類頭等重要的學術問題不去研究，卻執著地在人員隊伍問題上做劃分呢？

9｜關於把中西醫結合，稱之為「發展中醫的重要途徑」

這裏提三個問題：

其一，按照常識，由「中西醫結合」五個字組成的這一語詞，至今一語多歧、一詞多義。外行人似乎覺得含義豐富，內行人明顯感到概念不清。就這樣一個至今尚未定義的「中西醫結合」，硬是要把它稱之為發展中醫的重要途徑，那麼敢問——「發展中醫的重要途徑」，到底路在何方？

其二，數十年來，中西醫結合的「科研」就是「西化」中醫。那麼要問，把「西化」中醫美化為「發展中醫」，究竟是為什麼呢？

其三，就「西化」中醫而言，這原本是一個學術問題。學術的問題應當以實事求是的治學態度，以學術討論方式來解決，為什麼要扯皮作旗，編造出行政性口號來蠱惑、敷衍學術之是非呢？

10｜關於「中西結合醫學，在中國就已經形成了」

這裏提四個問題：

其一，如果這個說法不是閉著眼睛說話，那就把不同於中醫，又不同於西醫的「結合醫學」的代表性著作，拿出來給世人看看。

其二，一個新生的學科，必有其不同的研究對象和研究方法。那就寫一篇「結合醫學」與中醫、西醫比較研究的論文，把「結合醫學」的研究對象和研究方法的獨特之處，也展示給世人看看。

其三，如果以上兩樣學術證據都拿不出來，那麼，這

「中西結合醫學」豈不是不攻自破了嗎？

其四，所謂中西醫結合「初級階段」和中西結合醫學「已經形成了」，這兩種自相矛盾的說法經常出現，這種現象究竟應當作何解釋呢？

本章就文化精神與文化精神潰敗，沒有起跑線的中西醫結合，一個命題十種口號，十種口號有悖常理四個方面，對半個多世紀以來中西醫結合運動的文化精神潰敗現象進行了討論。接下來，我們將要討論中西醫結合名義下的中醫「西化」問題。

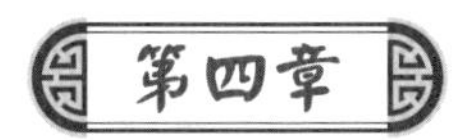

依據中醫原理告別中醫西化

20 世紀 70 年代末，中醫的外部環境發生了很大的變化。西方傳來了回歸自然、重視傳統醫學的呼喚；十年「文化大革命」的國難結束了；十一屆三中全會吹響瞭解放思想的號角；中央 78（56）號文件使全國中醫深受鼓舞……接著是 20 世紀 80 年代《憲法》總則對中醫的肯定；以保持發展中醫特色為主旨的「衡陽會議」的召開；國家中醫管理局的成立……因此中醫學術如何振興和發展，就成為中醫界面對的首要課題。

筆者關於中醫學科學定位的研究，事實上是從 20 世紀 80 年代初開始的。那時候，中華全國中醫學會組建不久，筆者在其中供職。因為工作的原因，組織和出席了多種層次的學術研討會，多次參與了國內中醫發展戰略及發展規劃的論證，並直接參與了那一階段國內中醫事業發展規劃及相關法規文件的起草。這一段的實踐經歷，使我養成了從宏觀角度多方位地思考具體問題的習慣。

當時對中醫戰略問題的最大體會是：沒有中醫學術就沒有中醫事業——中醫事業的真正轉折點，是中醫學術的振興或復興；而沒有文化精神就沒有中醫的復興——中醫領域思想解放的重點，就是煥發文化精神，重鑄中華醫魂。

1998 年筆者奉上級之命，代表中華中醫藥學會寫了一篇紀念「十一屆三中全會」召開 20 週年的文章。當時在《影響中醫發展的重大問題》一文中，已經講到了這些觀點。所以直到當前，擺在我們面前最緊迫的學術任務仍然是兩條：一是中醫學的正本清源；二是中醫學的科學定位。正本清源要從強化經典教育開始，科學定位應從中西醫比較入手。這兩條任務完成後，中醫的文化精神將為之大振，往日的學術是非將迅速冰釋，中醫學術的復興才有希望。

一、中西醫比較的核心、目標與要素

中醫學的科學定位，固然要從中西醫比較入手，而中西醫比較的核心在哪裏呢？肯定地說，核心就是中醫與西醫基礎理論部分。

當年的余云岫先生，也看準了這一點。他刻意要廢止的，正是以《黃帝內經》為代表的基礎理論（基礎醫學、理論科學）。所以他廢止中醫的策略，就叫做「墮其首都也，塞其本源也」。這也算余先生的「射人先射馬，擒賊先擒王」了。正是如此，我們進行中西醫比較研究，也要抓住中西醫基礎理論這一核心。

中、西醫比較的目標是什麼呢？目標很清楚，就是要明確中、西醫的科學定位，最終以現代的語言，在不失中、西醫本質特點和基本屬性的前提下，給中醫和西醫做出科學的定義來。有了定義，人們一講到中、西醫，人們都會準確、一致地想到它們的內涵，亦即它們的本質特點和基本屬性。

這樣，不管在什麼時候，不管有多少人，大家的認識一致了，討論起學術問題的時候，至少思維規範了，不會離題了。當然，中醫學的定義，是中國中醫界頭等重要的學術大事。所以定義必須經過專家共同討論，達成約定俗成才行。最重要的，還是經得起歷史與實踐的檢驗。

給中、西醫做定義，應當把握哪些規則呢？按照邏輯規則，給中、西醫做定義應當具備三條基本要素。一是中、西醫的研究對象；二是中、西醫的研究方法；三是中、西醫各自的概念範疇體系。這三個基本要素，一個也不能缺，而且在比較研究的前提下，做到準確無誤。

對於這些核心、目標和基本要素，還需要從中、西醫各自產生的歷史和文化背景上，進行比較研究。比如，中醫形成於我國的春秋秦漢時期，它是人類的第一次文化高峰時期，在哲學成果的基礎上，形成和完善起來的。所以我們對那個歷史時期的文化和科學的背景要清楚。西醫形成於歐洲文藝復興之後，它是人類的第二次文化高峰時，在近代物理學、化學快速發展的基礎上，形成和完善起來的。

因此對這些歷史、文化背景，要有深入的比較。這樣一來，才有利於理解中西醫各自的研究對象、方法和它們的概念範疇體系，有利於給中西醫兩者做出準確的定義來。

二、兩次聚焦與公理化原則

從 1982 年起，筆者從事中西醫比較研究，至今近 30 年。這一研究過程中，大體可以用兩次聚焦來概括。

第一次聚焦研究，是 1982—1995 年。這一段時間裏，從蒐集材料，反覆比較，形成觀點，進行論證，到論文正式發表，前後將近 14 年。在《中西醫結合定義的研究》和《論中醫學的定義》發表的時候，筆者對西醫生物醫學的研究對象、方法以及概念範疇的特點，事實上已經清晰了，定義也同時確定了。只是 2002 年在香港地區開設「中西醫比較」課程時，才寫進了講義。可以說，第一次聚焦的結果，是完成了上述三個定義。

由於至今沒有人從事這方面的研究，所以上述三個定義能否達到學術界廣泛認可，約定俗成，還有待時日。這就迫使我必須對上述三個定義，做進一步的檢驗性的研究。

第二次聚焦研究，大體是從 1996 年開始的。這一次研究，主要把焦點集中在東西方科學史與哲學史的學習與比較上。也就是把中醫和西醫的比較，放在東西方學術發展的長河裏，著重從科學史和哲學史上，做進一步的比較研究。

因為中西醫形成於東西方，所以只從中國的學術層面來研究，是不夠的。需要把我們的視野擴大到東、西方科學史、哲學史，做多角度的從流到源的比較研究。以此來檢驗第一次聚焦時，對中西醫所做的定義的合理性。

直到 2009 年《中醫學的科學定位》的正式發表，其間也是 14 年。因此，中醫學的科學定位，應該是第二次聚焦之後的結晶。

在第二次聚焦過程中，筆者有 8～9 年的時間是在香港度過的。香港是一個文化多元，學術自由，思想開放的地方。那裏的資料豐富、來源廣泛、取閱方便，不論古今中外，凡是需要的圖書和文獻，沒有想看而看不到的。倘若沒有這個環境和條件，恐怕第二次聚焦，不會在2009 年順利完成。

2008 年夏天，筆者動手撰寫《中醫學的科學定位》一文的時候，那是我一生最為興奮的幾個月。因為在東西方科學史、哲學史的比較中，當思維上溯到東西方哲學源頭的時候，令人感到一種前所未有的震驚，這就是：我們在中醫的科學性這一問題上的長期困惑，像一座横在我們面前難以跨越的火焰山；而來到哲學史的源頭上時，卻原來是一個公理化、常識性的問題，不需要證明，也不容你懷疑。

所謂公理，指的是一種眾所公認的判斷，即不需要證明的道理或者真理。

在西方的純粹哲學中，公理也稱之為自明性原理——因為它是自明的、公認的判斷，所以公理是無須證明的。著名哲學家羅光先生說：「公理應該具有普遍和永久的真實性，因為出自人性和自然界的自然律。」所以公理的成立或存在，不是由人的推理證明，而是由學術思想的先天程序，必然而有的。

比如，在社會倫理學裏，人天生的知道行善避惡；在邏輯學的三段式裏，它由大前提、小前提、介詞三部分構成；在人文社會裏，人人生而平等的天賦人權；在數學裏，兩點之間可以引一條直線，而且只能引一條直線；在系統科學裏，整體大於部分之和等，這些都屬於公理。

羅先生還從邏輯學的角度解釋說：「公理是一項成文的判斷，不須證明，但用為一種學說或學術的基本。」也就是說，公理往往是一種學說或學術既定的準則。而且，公理在不斷流傳的過程中，隨著年代的久遠，也就逐漸成為盡人皆知，用不著爭辯的事實了。所以，《周易》關於「形而上者謂之道，形而下者謂之器」之說；亞里斯多德關於萬物皆由「原形與原質相合而成」之說，早已是世代相傳，盡人皆知的公理化原理了。

為什麼以前的公理化、常識性問題，能使中醫困惑一百年呢？一言以蔽之，這叫近代科學主義再加上現代愚昧。倘若細而言之，那是我們近代對中華民族傳統文化自虐的結果，是我們跟著日本「滅漢興洋」，自殘中醫的結果，是我們中醫隊伍文化精神潰敗，哲學貧困的結果。

三、中醫學原理的十條公理化原則

聯繫到上面我們講的公理的含義，關於界定中、西醫關係的公理化原則，我們把它總結為十個方面。這十個方面，同樣也是重新認識中西醫結合，評判中醫「西化」的基礎。這方面的相關內容，筆者在《醫理求真》一書以及本書的附錄一、三等篇，都有比較詳細的討論。有興趣的讀者，可以對照互參。

因此這裏除了重點之外，僅做一些簡要的說明。在這十個方面裏，前五條是從科學、哲學角度上講的，亦即中醫文化背景方面的總結；後五條是從中醫與西醫上講的，亦即兩種醫學相互關係方面的總結。

1｜兩次文化高峰

人類文化科學發展到今天，曾經出現了兩次高峰。從整個文化科學的發展上看，也只能是兩次高峰。第一次高峰在中國的春秋秦漢之際，第二次高峰在歐洲的文藝復興。第一次高峰以哲學的成就為代表，第二次高峰以物理、化學的成就為代表。

筆者在參加 2003 年關於中醫基礎理論的「香山會議」上，講過這樣一個觀點：中國的大學問，奠基於夏、商、周，繁榮於春秋到秦漢。所謂「堯舜事功，孔孟學術」是也。

我們對待中華民族的文明史，常常有一種「口似心非」

的怪現象。口頭上我們講的是五千年，實際上在我們的心裏偷偷地除了一個二，把五千年降低為兩千五百年。這就把兩千五百年前後春秋——秦漢時期的第一次文化高峰，降格為中華民族文明的起點。那就大錯、特錯了。

2｜兩類研究對象

面對人類文化科學的兩次高峰，若就彼此的研究對象而言，兩者有顯著的不同。因為研究對象代表了文化或者每一個學科的本質屬性和特點，所以在研究對象這一段，我們要講得稍多一些。

第一次高峰時期著重研究的是原生態事物（亦即「天造之物」）本來的發生、發展、運動變化的現象及其過程。第二次高峰時期著重研究的，首先是用解剖的方法把原生態的事物拆開，然後觀察、研究其內部的結構與功能。

人們在研究原生態事物的時候，有的是沒有辦法解剖或拆開的，比如天文、氣象、物候、思維活動、社會倫理等；有的是不允許解剖或拆開的，比如歷史過程、生命過程、生態過程、心理過程、人文現象等；有的是沒有必要解剖或拆開的，比如地理、經濟、政治、軍事、社會管理等。這些都是第一次高峰時期著重研究的對象，其中有許多取得成功的重要領域。

我們試從三個方面，舉例加以說明。

（1）用馬克斯哲學關於物質與運動的關係來看，研究對象不外兩方面。

其一，研究原生態的事物，著重研究的是物質的運動（準確地講，應當是事物的運動），透過研究事物運動的形式與過程，以認識事物的本質特性。

其二，把原生態的事物解剖或拆開之後，著重研究的是運動著的物質，透過研究物質的結構與功能，以認識該物質的本質特性。如果我們將這裏的事物和物質兩個概念再形象一點，前者研究的是「物之事」，後者研究的是「物之質」。研究「物之事」，要觀察其運動的形式與過程；研究「物之質」，要察知其結構與功能。

人們在科學實踐中，究竟應當從研究「物之事」著手，還是應當從研究「物之質」著手呢？世界是複雜的，這要以具體對象的具體特點而定。

從哲學的總體角度上講，時間與空間是不可分的。但是從研究的具體角度上講，有時候人們不得不著重站在時間的角度上看問題，研究其「物之事」；有時候人們又不得不著重站在空間的角度上看問題，研究其「物之質」。這其實並不矛盾，正好是人類文化科學發展史上，第一次文化高峰與第二次文化高峰在研究對象上的區別。

(2) 用《周易》「形而上者謂之道，形而下者謂之器」的說法來講，研究對象也是兩個方面。

其一，研究「形而上」，就是在不干擾「天造之物」(也就是原生態的事物，或者物之事) 本來生存狀態的前提下，研究其運動變化的現象及其過程，以認識引起「天造之物」運動變化的抽象的道理，這叫形而上者謂之道。

其二，研究「形而下」，首先要把原來的「天造之物」打開，研究構成「天造之物」的局部零件，以至構成局部零件的物質 (也就是物之質)，以認識局部及其物質的結構與功能；並由此獲得了製造「人造之器」的材料，進而製造出

「人造之器」來，這叫形而下者謂之器。

（3）用亞里斯多德「形質論」的說法來講，研究對象還是兩個方面。

其一，亞里斯多德認為，世界萬物都是由「原形與原質相合而成的」。這一原理與《周易》關於萬物之內皆有陰陽的道理，頗為近似。但是亞里斯多德那時候著重研究的，是「原形」的發生、發展、運動變化及其過程，然後他把在這方面的研究所得載入《物理學》一書。他的《物理學》，當然是「萬物生成變化之理」的學問，與今天習慣上的物理學，迥然有別。

最後在「萬物生成變化之理」的基礎上，亞里士多德總結出他的哲學巨著——《形而上學》。這一方面，與《周易》「形而上者謂之道」的求索方向和方法完全一致，也與《周易》的哲學建樹相得益彰。

其二，亞里斯多德儘管在「原形」方面做了大量的研究，而且他與他的老師柏拉圖也都做過許多解剖研究，甚至做過人的活體解剖研究。但是因為工具和方法的限制，他們師生兩人不能不把「原質」的深入研究，留給了歐洲文藝復興以後的物理學和化學。這一點，與《周易》「形而下者謂之器」的哲學認識，以及《周易》時代在製造「人造之器」方面的不足，也相一致。

這裏需要順便強調的是，春秋——秦漢之際人類對形下或者原質研究的不足，不能責怪《周易》的作者和亞里斯多德師徒，也不能責怪那個時代。那是文化科學發展歷史的必然。用人類兩次文化高峰的觀點看，《周易》的作者和亞里斯多德師徒，當然是人類第一次文化高峰時期，當之無愧的文化巨人。

總而言之，從兩類研究對象上講，形上與形下，是人類文化科學的兩大類。形上繁榮在先、形下成功在後，是人類文化科學發展的兩大步。而本章討論的兩類研究對象，才是人類兩次文化高峰的兩大柱石。換言之，兩次文化高峰的形成或出現，是由人類在兩類研究對象認識上的成就，為決定因素的。這一章的觀點，是我們所講的十條基本認識的核心。從科學、哲學的整個歷史上看，這是顯而易見，不容忽視的。

3｜兩種研究方向

兩種研究方向，是由兩類研究對象決定的。《周易》關於「形而上者謂之道，形而下者謂之器」的論斷，已經把兩種研究方向講得很清楚了。李震先生把「形而上」的研究方向形容為「向上攀爬」。鄔昆如先生借用孔子的「下學而上達」來解釋「形而上」的研究方向。這些都很形象、鮮明，故不再贅述。

形而上與形而下，這兩種研究方向都是從「形」出發。具體到某一具體事物，究竟應當朝著形上的方向去研究，還是朝著形下的方向去研究，那要由具體事物的具體特點來決定。對於這裏的「形」，從哲學上可以理解為一切客觀實在，或者宇宙間的萬事萬物。

所以，整個人類文化科學宏觀的研究方向，今天仍然是這兩種。

如果從研究對象決定了研究方向的觀點來看，人類文化科學宏觀的研究方向，也許只能是這兩種。

4｜兩類帶頭學科

關於兩類帶頭學科，這裏是從研究對象與研究方法兩個方面講。亞里斯多德說：「世界上有多少可定義的研究對象，就可能產生多少種科學。」可見，學科分類的主要依據是它的研究對象。具體學科的區分如此，兩類帶頭學科的區分也如此。

如果從研究對象上區分兩類帶頭學科，那就是：研究「天造之物」或者事物「原形」的學科為一類；研究「人造之器」或者有形之物「原質」的學科為另一類。

如果從研究方法上區分兩類帶頭學科，那就是：研究「天造之物」或者事物「原形」的學科，著重以哲學和系統為代表的綜合性科學方法為主；研究「人造之器」或者有形之物「原質」的學科，著重以物理學、化學為代表的還原性科學方法為主。

5｜兩類科學體系

兩類科學體系，主要是以兩類帶頭學科的研究方法為根據劃分的。

一類是哲學和系統科學方法體系內的學科。社會科學和思維科學（包括邏輯學），以及自然科學領域裏的訊息論、控制論、系統論，物候學、氣象學、生態學、生物進化論等，皆屬之。另一類是以物理學、化學為代表的還原性方法體系內的學科。

在自然科學裏，凡研究有形之物「原質」的形態、結構、功能的學科，或者研究「人造之器」的學科，皆屬之。

6｜醫學面對的兩種人

人是天地萬物之靈。由於人太複雜，所以中國哲學歷來把人與天地並列，稱之為「天、地、人三才」。如果從《周易》的觀點看，人與其他萬物不同，人具有典型的形上與形下二重性。所以醫學家面對的人，不僅是形下之人，還有形上之人與形下之人兩種。

筆者在《醫理求真》裏，把人的屬性或特點概括為七個方面：其一，自然屬性的人；其二，社會屬性的人；其三，精神情志屬性的人；其四，人的整體狀態的特點；其五，人的組織器官層次的特點；其六，人的細胞層次的特點；其七，人的分子層次的特點。

如果從研究對象上看中醫與西醫的特點，那就是：中醫研究的，著重是形上之人；西醫研究的，著重是形下之人。對應上述七個方面，中醫主要包括了人在前四方面的屬性或特點，西醫主要包括了人在後三方面的特點。

如前所述，學科分類的主要依據是它的研究對象。中醫與西醫所研究的，關於人的層次、屬性、特點各不相同，這就決定了中醫與西醫必然是兩種不同的醫學科學體系。

7｜醫學研究的兩類方法

中醫的研究，主要運用了以哲學（包括系統科學）為代表的方法；西醫的研究，主要運用了以物理學、化學為代表的方法。如果從邏輯學的角度講，中醫研究的主要是運用了由綜合到演繹的方法；西醫研究的主要是運用由分析到歸納的方法。

這是中西醫各自不同的研究對象所決定的，就像前面在「兩類研究對象」、「兩種研究方向」、「兩類帶頭學科」裏講的那樣，不能交換，不可改變。

8｜兩種醫學的定義

中、西兩種醫學的定義，在前面反覆討論過，這裏不便一一介紹。在此舉兩個定義來說明。

中醫學的定義是：中醫學是以哲學和系統科學方法，研究整體層次上的機體反應狀態，所形成的防病治病的科學體系。

西醫生物醫學的定義是：以還原性科學方法，研究人的器官、組織、細胞、分子層次上的結構與功能，所形成的防病治病的科學體系。

有了這兩個定義，也許對中、西兩種醫學的本質屬性和特點，就比較清晰了。

9｜兩種成熟的醫學體系

這裏主要指的是，西醫的概念範疇和中醫的概念範疇完全不相同。

第一，西醫的概念範疇，是用具體概念或者實體概念來表述的；中醫的概念範疇，是用類比概念或者抽象概念來表述的。西醫的具體概念和中醫的類比概念之間，在文字表面上常常相同或相近，但其內涵卻完全不同或相差甚遠。

第二，由於中、西醫各自的研究對象和研究方法不同，因此，概念範疇體系的結構與特點也不同。所以，完全不同或相差甚遠，正是中、西醫各自的特色與優勢所在，不可混淆。

第三，我們將中醫和西醫，稱之為理論體系成熟的、概念範疇完全不同的兩種醫學科學體系。這與前面在「兩類科學體系」裏所講的精神，也是完全一致的。由於兩種醫學概念範疇的問題，涉及的邏輯知識比較多，這裏就不詳細展開了。

10｜兩種醫學的不可通約性

「不可通約性」是一個外來名詞，見於美國學者庫恩的《科學革命的結構》一書。有些中文的翻譯本，譯作不可通透性。

從一個學科形成的三大要素來看，它大概的意思是：

第一，不同學科之間的研究對象不能顛倒，因為不同的研究對象，決定並代表著不同學科的本質屬性和特點。所以不同學科之間的研究對象，是不可通約的。研究對象顛倒了，不同學科之間的本質屬性和特點便混淆不清了。

第二，一定的研究對象，必然選擇了一定的研究方法。所以不同學科之間的研究方法，是不可通約的，當然也是不能互換的。

第三，用不同的研究方法，研究不同的研究對象，形成的概念範疇體系必然不同。所以不同學科的概念範疇體系之間，是不可通約的，當然也是不可混淆，不可相互代替的。就像不能把物理學的概念，搬到化學中來；也不能用化學的概念，代替物理學的概念一樣。倘若不懂得不同學科之間不可通約性的原則，相互的概念範疇體系輕率搬弄或者混淆不清了，這個學科就面臨著徹底的解體。

筆者在《論中醫學的定義》、《證證症候的沿革和證候定義的研究》、《論中西醫的不可通約性》、《中西醫結合定義的研究》、《西化——中醫科研的致命錯誤》、《中醫走向世界的若干理論問題》、《從近代科學主義到偽科學》、《中西醫配合清議》、《中西醫配合清議之續》、《這樣的學費不能再交了》、《告別結合才能走向中西醫配合》以及《中醫形上之思》等多篇論著中，對於違背不可通約性原則所導致的中醫基礎科學體系的解體，從不同角度作了比較具體的討論。感興趣的讀者可以相互參照，考慮到篇幅和表述邏輯的原因，這裏不再重複。

注一：「証候」一詞是中醫學的核心概念，指的是生命過程中表現在整體層次上的機體反應狀態，包括疾病過程中不斷變化的臨床現象或表現，通常簡稱「証」。繁體字「證」，自古以來是中醫典籍裏的規範字。在文字的沿革中，另一個繁體字「証」，在清代以後已經蛻變為「證」字的異體字，或者一個名存實亡的死字。1964 年中國《簡化字總表》規定，「証」字是繁體「證」、「証」兩字的簡化字。另外，自宋代以來流行的「症」字，一直被視為並不規範的繁體「證」的俗字，偶爾也出現於醫學圖書之中。而 1964 年的《簡化字總表》，卻將「症」字作為一個新的規範字，並賦予其兩種含義：第一，作為繁體「癥」字的簡化字，比如「癥結」後來便寫為「症結」。第二，成為近代西醫文獻裏的常用字，比如「症狀」、「癌症」、「血小板減少症」等。從《簡化字總表》之後，中醫圖書中原來唯一的一個「證」字，便出現了「証」、「症」兩個字並存而且指意不清的問題。比如，在表徵臨床現象或表現時，有的寫為「証狀」，有的寫為「症狀」，有的寫為「証候」；又如，在表徵疾病演變的內在本質，亦即中醫理論中的臨床病機時，有的卻用「証候」一詞取代了典籍中故有的「病機」二字。從而，在「証」、「症」二字長期使用不規範的同時，造成了中醫兩個核心概念，即「証候」與「病機」的相互重疊。尤其危險的是，由此直接導致了中醫基礎理論裏，現象與本質兩大範疇混淆不清的理論危機。

注二：「綜合徵」是西醫學中的專用名詞，不應寫為「綜合癥」或「綜合症」。近代流行於中醫圖書裏的「證候群」，因受西醫學的影響，它與「證候」的含義完全不同，也不應寫為「症候群」或「綜合徵」。這方面的概念混淆的問題，也與中國《簡化字總表》有關，有待討論以重新規範。

四、徹底告別中醫西化

以上十個方面的內容，筆者在香港開設的中西醫比較課程中都講過。在後來的《中醫學的科學定位》一文中，又做了一些補充和調整。這裏概括為十條，比較系統了一些。在這十條中，兩次文化高峰、兩類研究對象、兩種研究方向、兩類帶頭學科、兩類學科體系這五條，是基於人類文化科學的歷史與實踐的常識，從哲學的高度概括出來的。

哲學是從常識出發，認識和追求公理化原理的科學。所以這五條經受了歷史與實踐檢驗的常識，其公理化的意義，是毋庸證明、無可懷疑的。

如果用這些公理化原則來審視中醫與西醫，那麼，兩種醫學面對的兩種人、醫學研究的兩類方法、兩種醫學的定義、兩種成熟的醫學科學這四條，與以上五條之間，上下相應、彼此通貫。因此兩種醫學相互關係的這四條原則，既是以歷史與實踐為基礎的常識，也當屬無須證明、無可懷疑的公理化原則。

由此再進一步看，在以上九條基礎上兩種醫學的不可通約性，也必然屬於無須證明、無可懷疑的公理化原則。這是科學、哲學的基本原理所決定的，與人們的願望或感情因素無關。

長期以來，有人總是不想丟掉幻想，而常常找藉口說：總有一天，中西醫可以合二為一。這個說法太幼稚、太天真了。但它卻蒙蔽了不少不求甚解的善良的人。當然，我們堅信人總是要有理想的。但是，理想不等於幻想，理想不等於空想。那些脫離歷史與現實基礎，忽視人的理性思維的天性，違背上述公理化原則的幻想，純屬唯心主義的空想。所以，這裏需要說明四點。

第一，我們不能預支未來，不要假造現實。具體而言，既不能把幻想的未來，當作今天的現實，更不能把虛無縹緲的唯心空想，描繪成現實。幻想總有一天中西醫可以合二為一，便固執地西化中醫，而且五十年不做理論與實踐的反思，那當然是不可取的。

第二，這裏還有兩個前提：如果前面所講的兩類研究對象、兩種研究方向、兩類帶頭學科、兩類科學體系，可以合二為一；如果中國《周易》所講形上與形下，亞里斯多德《形而上學》所講的原形或原質，相互實現了合二為一。只有到了那個時候，我們才有提出中醫與西醫合二為一幻想的理由。否則，就是違背公理與常識的唯心主義的盲動。

第三，假如認為用西醫的觀念與方法，可以解釋人類醫學的全部問題，那你不妨用西醫的觀念與方法，做一種實驗研究，對你的「假如」作以驗證。這種實驗的思路與方法是，你從化學元素開始拾級而上——首先製造出生物大分子來，然後由生物大分子組合成細胞，接著由細胞組合成器官、組織，最後由器官、組織組合成一個完整的活著的人。如果成功了，你再提出中醫與西醫合二為一，你再提出中醫應當西化。如果不成功，那就說明人類醫學絕不是西醫的一統天下，那你就必須老老實實地回到中西醫之間不可通約性的公理化原則上來。

第四，以上三點是從中西醫的基礎理論（理論科學、基礎科學）講的。既然中西醫在基礎理論層面上是不可能合二為一的，那麼中西醫在臨床技術層面上也必然是不可能合二為一的關係。與此同理，在臨床技術層面上，中醫也必然不可能被西化。

過去人們常說，半個多世紀中醫所走的，是一條「中醫西化不歸路」。上述十條公理性的概括告訴我們，所謂「中醫西化不歸路」，這個說法其實並不準確。尤其是按照「兩種醫學不可通約性」的原理，所謂「中醫西化不歸路」，原本就是一條「不可能被西化的中醫西化不歸路」。也就是說，用西醫的觀念和方法解釋和改造中醫，從公理上講，完全是不可能的。基礎理論層面如此，臨床技術層面也如此。完全不可能的，當然就是行不通、沒有意義的。

近半個世紀裏，我們以人為的意志在這條不可能、行不通、沒有意義的「西化」中醫的道路上，到底浪費了多少人力、物力、財力，當然不是我們這裏評估的問題，也不是透過評估、計算能解決的問題。但是我們人為地造成中醫概念範疇體系的解體，造成整個中醫的矮化和退化，這一點已經是無可否認的事實了。

對於基礎理論層面與臨床技術層面遭受解體之災的中醫而言，如果要想重新回到自我，眼前面臨的第一件大事，無疑是中醫理論科學體系與臨床技術體系的重建。捨此別無選擇。

討論到這裏，我們完全有理由說：中醫是「經驗醫學」之說應當休矣！一個命題十種口號的「中西醫結合」應當休矣！「中西醫結合」以外一切形形色色西化中醫的做法，也應當休矣！

當今，擺在我們面前的出路只有一條，那就是：徹底告別中醫西化，將中醫從根救起，逐步實現中醫的全面復興。否則，我們將成為中國文化科學史上不可寬恕的，文化精神潰敗、違背公理化原則的一代罪人。

第五章

從中西醫並重到中西醫配合

1982 年，中國《憲法》規定「發展現代醫藥和中國傳統醫藥」。1991 年，國家又將「中西醫並重」作為衛生工作總方針之一。聯繫上一章討論的中醫學科學原理，我們這裏完全有理由說，中醫學的科學原理，與《憲法》、衛生工作總方針彼此綜合起來，構成了以科學為基礎的，堅實而可靠的中醫發展的基本方向。用今天的話講，也可以稱之為中醫事業領域的科學發展觀。

與此同時，我們還需要指出，不能把《憲法》的規定與「中西醫並重」的方針，僅僅侷限於中、西醫兩種醫學的關係上來理解，而是要從中國醫療衛生事業的基本格局上來對待。因為中國醫療衛生事業基本格局的核心，是我們中國現在有中醫與西醫兩種成熟的主流醫學，所以中國的醫療衛生事業，是由中醫與西醫兩種主流醫學相互配合而構成，而承擔，而且要從兩種主流醫學這一基本格局出發，正確對待和處理中、西醫兩種醫學之間的相互關係。

正是因為中國醫療衛生事業的基本格局，是本書以下各章討論的基本立足點和出發點，所以在展開以下討論之前，我們有必要首先加以強調說明。這也是我們在本章裏，接著進一步從邏輯上加深對「中西醫並重」方針的理解原因。

一、中西醫並重的公理性及其核心

基於上述，中、西兩種醫學體系的並存、並重，是符合公理化原則的。在這個前提下，按照生產力決定生產關係的原理，兩種醫學的共同繁榮和發展，無疑是「中西醫並重」方針的重中之重，核心的核心。

其實，提出「中西醫並重」的方針，到今天已經 20 多年。為什麼遲遲不能告別「不可能被西化的西化中醫的不歸路」呢？

第一，對於「中西醫並重」的方針，人們往往侷限於從事業管理的角度來理解，忽視了中醫學術才是中醫事業發展的基石這一基本觀念。因此按照行政思維操作起來，難免不及要領，貫徹不力，流於形式。

第二，對於「不可能被西化的西化中醫不歸路」，人們也許麻木、厭倦，喪失信心和希望了。

第三，根本的原因，還是對中醫學的科學定位問題，理解不深、認識不清的緣故。

為此，我們在討論中醫與西醫兩種醫學體系之間並存、並重的公理化原則之後，有必要再從邏輯推理的角度，論證一下「中西醫並重」方針的科學性、正確性。

二、中西醫並重的邏輯證明

1｜推理一

假設中西醫結合醫學已經形成。（大前提）

原有的中醫與西醫便已失去了存在的價值。（小前提）

那麼《憲法》中「發展現代醫藥和我國傳統醫藥」的規定與「中西醫並重」的衛生工作方針，則應當廢除。（結論）

說明：這裏的大前提，是反面的「假設」。小前提與大前提的性質相同，所以結論就要反過來看——《憲法》的規定與衛生工作方針，是完全正確的。

2｜推理二

世界上有多少可定義的研究對象，就會產生出多少門科學。（大前提）

中醫研究人的形上（原形）屬性；西醫研究人的形下（原質）屬性。（小前提）

中醫與西醫也不會合二為一，中醫更不可能被西醫化，中西醫並重的格局必然不可動搖。（結論）

說明：大前提是肯定的，小前提包括於大前提之中，所以中、西醫也不會合二為一，中醫不可能被西化，中國兩種醫學並存、並重的格局是必然的。

3｜推理三

假設中西結合名義下中醫西化之路是合理的。（大前提）

則表明人類醫學科學只是西醫一家；中醫不是獨立的醫學科學體系，最多只是從屬於西醫的一種經驗。（小前提）

那麼，西醫則沒有結合的對象，中西醫結合醫之說早就應喪失了存在的基礎。（結論）

說明：按照第四章的結論，大前提的「合理」是假的，小前提也不是真的，則反證出「沒有結合的對象」、「喪失了存在的基礎」的結論，肯定是真的。

4｜推理四

假設中西醫結合醫學在中國已經形成。（大前提）

我們首先應該公開交出「什麼是中醫」、「什麼是西醫」這兩張準確無誤的答卷。（小前提）

否則，已經形成之說，肯定不是事實。（結論）

說明：「中西醫結合醫學」這一大前提是假設，這一假設成真的必要條件是「兩張準確無誤的答卷」的必然存在，否則，結論裏的「已經形成之說」肯定不能成真。

5｜推理五

中西醫結合提出已半個世紀，至今沒有規範的定義；社會上至今流行的解釋，達十種之多。（大前提）

從事中西醫結合研究的過程中，既沒有研究中、西醫兩者的科學定位，也沒有思考中西醫結合的科學定義。（小前提）

怎麼就產生出了一個「中西醫結合醫學」來呢？（結論）

說明：根據第三章的討論，大前提的「沒有規範」是事實，小前提的「沒有研究」、沒有「科學定位」、沒有「科學定義」與大前提的精神一致，所以對「產生出了」的質疑肯定是事實——中西醫結合醫學是無中生有。

以上是五個邏輯推理，我想沒有必要多做解釋了。如果上述推理在邏輯上尚有不周密之處，歡迎同仁們批評指正。

三、終止結合才能走向中西醫配合

基於以上的邏輯推理，在中西醫並重的方針之下，中醫與西醫的關係不是合二為一的中西醫結合，而是相互合作的中西醫配合。

1｜走向中西醫配合的新機遇

2009 年初，從行政上接連傳來對中醫的好訊息。

第一，當年 2 月，在討論我國醫療體制改革時，國家衛生部幾位領導人在不同場合多次強調：「中醫是『醫改』中的一個核心部分。」中國有中醫和西醫兩種主流的醫學，「醫改」必須充分發揮中醫的作用。這裏的「核心」二字，顯然是從中西醫並重的高度上講的，是從中西醫配合的臨床優勢上講的。

第二，同年 3 月，國務院關於國家中醫藥管理局「三定方案」中，把主管局的基本管理職能，由以往的發展中醫和中西醫結合兩大方面，變更為發展中醫和中國傳統醫藥這樣一個重點。而將主管局原來與中醫並列的中西醫結合那一條職能，降格為國家中醫藥管理局下設的醫政司之內來代管。從中西醫並重的總方針看，這一變更還有不相應，不徹底之處，但是相對半個多世紀的歷程而言，畢竟是一大進步，或者是新的重大變革的前奏。

第三，同年 4 月，國家下發了《國務院關於扶持和促進中醫藥事業發展的若干意見》，顯示了國家緊抓中醫不放的戰略決心。這是半個世紀以來由國務院直接制定的，在扶持和促進中醫發展上最重要的文件。對中醫學術的復興與發展而言，無疑是我國改革開放的大環境下，一個前所未有的新機遇。

2｜是終止中西醫結合的時候了

告別中西醫結合，走向中西醫配合，在學術上的準備，其實早就成熟了。而遲遲不能告別中西醫結合，走向配合的真正原因，主要是文化人的文化精神潰敗。如何明智、果斷地完成這一轉變，第一要看學術界的勇氣，第二要看管理層的決心。這裏有一個真實的故事，有必要介紹給大家。

楊維益先生早年是北京中醫藥大學第一屆的高才生。在同齡人中，他是把西醫實驗研究的方法，用於研究中醫的領先者，也是對「西化」中醫的科研工作，進行反思的帶頭人。1994 年他的《西體中用與「證」的動物模型》一文發表之後，在國內頗有影響。後來，在筆者主持《中國醫藥學報》編輯工作期間，也發表過他幾篇相關的著述。

他擔任過聯合國世界衛生組織傳統醫學顧問，也是國家自然科學基金委員會生命科學部中西醫結合課題評審組的成員。1997 年，他與評審組的成員們一起討論過中西醫結合這條路的前途問題。

他把當時在座的專家們近乎一致看法，概括為兩句話。前一句話是：看來中西醫結合這條路是走不通了。後一句話是：那麼我們這一輩子不是白活了嗎？

前一句話，講的是實話，與楊先生的觀點相同，也與本文的精神一致。後一句話，講的是心理上的感受，其中有憂傷，有無奈，也有難以割捨、錯路錯走的情緒。之後，楊先生於 1998 年到香港工作，離開了該課題評審組。他一直期待著中西醫結合方面的決策者與領軍人，能夠以《憲法》與中西醫並重方針的精神為重，如實地把第一句話講給學術界。然而，事實使他失望了。所以 3 年之後，他在香港出版了一本書──《中醫學：宏觀調控的功能醫學》。在該書的前言中，他向讀者公開地道出了壓抑已久的心聲。

第一，前言的一開始楊先生講：「我在中醫界呆了接近 40 年了，按理來說，三十而立，四十而不惑。但是，抱歉得很，可能由於智商太低，既不能說是立，更不能說是不惑。隨著年齡的增長，我對中醫的未來卻愈來愈迷惘……中醫學在理論上沒有絲毫發展，以致影響了臨床療效的提高以及醫療事業和科學中的地位。」

第二，楊先生在前言裏還有這樣一段話：「然而，用西醫對醫學的認識標準來評定中醫藥的價值，已經成為公認的金科玉律。不知道這是遵循科學發展規律，還是違反科學發展規律？不同學科有著不同的學術內容和價值觀，有它自己的體系和規範。把中醫學列入西醫學科的規範之內，在實質上就是忽視和取消中醫……我覺得現在應當是打破觀念，離開禁區的時候。」

第三，楊先生針對「活血化瘀的研究」質疑說：「在 20 世紀的80 年代……在北方某單位的帶領下，全國掀起了研究活血化瘀的高潮……一是賣儀器的商人或單位發了財；二是所有的病、症都與血瘀有關，所有的中藥也直接或間接與瘀血有關。這樣一來，任何藥都能治療活血化瘀，任何病、證都有瘀血，瘀血就沒有了任何特異性，不可避免地失去進一步研究的價值，活血化瘀研究也轉入了低潮。」

第四，楊先生針對「腎的研究」質疑說：「南方某單位在 20 世紀 50 年代後期開始了對中醫五臟腎進行實驗研究，這是開創性的工作，因為在這之前還沒有人從事這樣的系統研究……當時很多人，包括我在內，都認為這是發展中醫的唯一途徑，對這項研究工作進行了盲目地跟從……關於根據病人在 24 小時尿 17-羥皮質類固醇的降低來診斷腎陽虛的實驗結果，在統計學上是有問題的，不能對實驗結果做出這樣的結論。」

第五，楊先生對活血化瘀和腎的研究，有這麼一段令人感慨的話：「首先，我要責備自己為什麼在做學問方面不多下些工夫，以致在中醫研究方面走了那麼長時間的彎路。其次，如果研究者在當時能夠認真些、嚴謹些，不要下太早的結論，全國也許不會將這種研究途徑作為中醫研究的榜樣而進行全面且長時期的跟隨……幾十年的光陰，多少人的努力，流水般的金錢，最後總算換得了與他的結論完全相反的結論，那就是：在目前的情況下，對五臟中任何證進行診斷的實驗室特異性指標，是找不到的。對這兩次南、北誤導的結果，究竟如何評價？我們為此花了多少學費，難道我們不應該找找經驗和教訓嗎？」

第六，最後楊先生沉痛而堅定地總結說：「中西醫結合在理論上的研究是不成功的，我們應該重新考慮。中醫研究不能與西醫研究畫等號，包括盲目地跟隨西醫在內。但是據我所知，似乎中醫研究還是按照既定方針，在閉著眼睛的情況下進行著。如果仍堅持以往的做法，不斷向無底洞裏交學費，中醫科研還會有光明的未來嗎？」

第七，對於自己所講的實話，楊先生悲憤地說：「有的朋友善意地勸告我，說話要留個餘地，不要把所有的人——

中醫、西醫、西學中都得罪了，將來如何做人？如何混飯吃？這一點我已經想好了。一是把話儘量說得婉轉些，因為我的目的是與人為善，絕無惡意；二是如果引起麻煩，就退出這個圈子，以免妨礙他人，老老實實做個草民。」

第八，楊先生在前言的最後，幾乎以生命的敬畏感在呼喊：「中醫與西醫，中醫知識與西醫知識相互配合對病人有好處。中醫不能丟，需要存在和發展；中醫也要與西醫配合。為了發展中醫，我想要說的話還是說出來的好。在本書要付梓之前，我可以用四個字來表達此刻把想說的話說出來的心情，那就是：今生無悔。」

我與楊先生在香港浸會大學朝夕相處，將近 4 年。這是我一生深感榮幸的一段經歷。他的治學精神、學者風度和人格魅力，感人至深，令人折服。

2002 年在他退休前，不止一次地向我說：「從今之後，退出江湖。」但我知道，他身退了，心不會退的！如今，我也退休了。而時時縈繞在心頭的，往往還是他那兩句自我勉勵的話：「知恥近乎勇」、「今生無悔」。當代中醫界流行的文化精神潰敗症，儘管可以淹沒一個楊維益，但是不會淹沒所有科學工作者的良心，也不會掩飾文化精神潰敗的中西醫結合——這個長達半個多世紀的歷史和事實。

2007 年 6 月，全國人大法律委員會副主任洪虎先生，在中國中醫科學院做了《關於扶持中醫藥事業發展的若干思考》的報告。他在講到「關於調整發展中醫的政策」時，明確地提出：「我認為可以用中西醫配合的提法，取代中西醫結合。」其理由有三：

一是體現了同等發展中醫、西醫的國家意志；二是表述了中醫、西醫長期共存的事實；三是確立了中醫、西醫按照自身規律各自發展又互相補充的特點。

這是半個多世紀以來在配合還是結合這一關鍵問題上，來自國家領導層的最準確、最深刻、最具體、最懇切的表述。與筆者的《告別結合才能走向中西醫結合》一文的觀點，完全一致。驟見此文，一氣讀完，如遇甘霖，如逢知己，如釋重負，令人興奮不已。

2010 年，黑龍江中醫藥大學常存庫先生發表了《中醫藥科研問題的學術透視》一文。文中以國家自然科學基金課題中比較典型的中醫藥課題為案例，從中醫藥的學術認識不清、學術判斷不準、學術設計不通三個方面，進行了分析，提出了質疑。這與筆者的《這樣的學費不能再交了》一文的觀點，完全一致。

這是多年來學術界極少聽到的聲音，但相信是絕大多數中醫學子內心深處的真正看法。該文雖然只是一種學術透視，一種學術質疑，但是正像愛因斯坦說的那樣：提出問題比解決問題更重要。只要把這一問題擺到了明處，就等於打開了討論問題、解決問題的大門。

以上事例，並不是孤立的事件，而是歷史的呼聲。只要學術民主，相信大道不孤，中醫復興有望。

以上無私無畏學者們的心聲，令從事中醫學科學定位研究近 30 年的筆得敏銳地感到：在中西醫並重的方針指引下，儘快終止合二為一的中西醫結合，儘快徹底告別中醫「西化」，才能逐步實現中醫學術的真正復興，逐步走向中西醫臨床優勢的有機配合。而現在，正是包括中醫界在內的，全國上上下下痛下決心的關鍵時候。

第六章

配合的含義、原則與學術現狀

隨著中醫學科學定位的釐正，隨著中西醫並重方針的確立，面對中國醫療衛生事業由中醫與西醫兩種主流醫學相互配合的格局，中西醫之間建立在學術基礎上的並存並重的關係，從此名正言順，不容動搖。

我們知道，一百年來備受衝擊、自殘之苦的中醫，需要痛下決心，進行徹底、認真的自醫。但是我們不知道深受中西醫結合、中醫「西化」困擾半個多世紀的中醫，到底需要多長時間的復蘇期、自醫期和養生康復期。歷史是不等人的，人民大眾對中醫的期待是不容忽視的。我們在中西醫臨床優勢互補、有機配合方面的研究、思考、實踐，畢竟也有四五十年的經歷，也有一些感受與體會了。

為了拋磚引玉，為了探討中西醫並重方針之下發揮中醫優勢的新思路、新方法、新途徑，下面我們就中西醫合作、臨床優勢配合的問題，談一些粗淺、皮毛的認識。

一、中西醫配合的含義與原則

鑒於半個多世紀以來「中西醫結合」口號滿天飛的歷史教訓，我們首先要討論「中西醫配合」的含義與原則。

1｜中西醫配合的含義

「中西醫配合」這一命題的含義，筆者 1995 年在《中西醫結合定義的研究》一文中，是這樣表述的：「中西醫工作者相互合作、中西醫學術相互配合、以提高臨床療效的實踐過程。」這裏需要說明，當時討論「中西醫結合」定義，旨在論證中西醫合一、中醫「西化」的謬誤性。所以該定義的表述，正是我們主張的「中西醫配合」。就其內涵，主要包括四層意思。

第一，配合的前提，是中西醫工作者之間真誠的相互合作。

人是學術的載體，每個人皆學有專攻。所以，中西醫的配合必須在中醫與西醫兩方面人員之間互相尊重，彼此平等，自主合作的條件下進行。以往透過「西學中」或「中學西」的方式，將中西醫配合的重任寄望於一人、一身的做法，實踐已經證明，這不是理想的好辦法。

一方面，由於近代科學主義和近代哲學貧困的雙重影響，西醫為主體，中醫為配角，已是我國長期以來的最大弊端；另一方面，在一者強勢，一者弱勢，彼此不均等、不平衡的情況，堅持中西醫工作者之間的相互合作，有利於促進中西醫工作者彼此學術水準的提高。

退一步講，即使為了克服中醫工作者頭腦中可能存在的重西輕中、自我從屬的意識；即使為了增強中醫工作者獨立自強、復興中醫的信念——在開展中西醫配合工作時，更需要強調兩種專業人員之間的真誠合作。

第二，有了兩種專業人員之間的相互合作，才會實現兩種醫學上的實實在在的配合。

這裏講得實實在在，指的是兩種醫學各自的臨床優勢。而各自臨床優勢的背後，是兩種醫學科學理論的支撐。所以中西醫之間相互配合的臨床治療，必須是兩種醫學科學理論指導的，兩方面臨床優勢的有機配合。

應當強調，不能把中西醫臨床優勢的有機配合，曲解為臨床上簡單的中西藥並用。在這一方面，我們是有過長期、沉痛教訓的。幾十年來，在中醫醫院工作的中醫工作者，既可以用中藥，也可以用西藥。表面上看，似乎有一定的道理；深一層看，它疏忽了許多具體的心理情況和客觀的科學原則。

比如，由於醫學基礎理論上的差異，西醫的診斷標準相對統一，臨床治療趨向於群體性規範。中醫強調辨證論治，其診斷與治療除了重視醫師們的知識結構和思維方式的相對規範之外，更重視臨床診療上因時、因地、因人、因病而異的個體性規範。

在近代科學主義和近代哲學貧困的雙重影響下，中醫的臨床優勢以及標準、規範方面的特點，長期被忽視。甚至異化為以西醫的診斷標準和治療思路為根據，對號入座地憑藉經驗來使用中藥。

再如，現行的醫療法規，是以西醫的學術標準和臨床診療特點而制訂的。醫療事故、糾紛的評定標準，也是如此。在中醫沒有立法的情況下，中醫師的頭頂上始終懸著一把無形的利劍，既不敢不使用西藥，又不敢大膽地使用中藥。

這種狼狽、尷尬的狀況，逼迫著中醫師不得不或「亦西亦中」，或「不西不中」，或「重西輕中」。這便極大地阻礙了中醫臨床治療優勢的發揮。

又如，長期以來，中醫院的病房工作，基本上由西學中或者長於西醫的中醫師來承擔。病房工作中推行的中醫診斷與治療標準，診斷是從西醫複製過來的，治療是「方證相對」、「方病相對」的模式。這與中醫故有的辨證論治的臨床優勢相比，顯然是經驗性的，極其落後的模式。這種病房工作管理模式，直接導致了中醫臨床水準嚴重下降，使中醫臨床經驗化趨勢與日俱增。

有人常常喜歡把中醫院中西藥簡單並用的狀況，稱之為中西醫結合。其實，這恰恰是制約中西醫臨床優勢配合的主要因素之一。

近年來還有一種怪現象，即西醫醫院使用新型中成藥的比例越來越高。所謂新型中成藥，是指20世紀90年代以來的20多年裏，外觀上類似西藥片劑、膠囊的那一些中成藥。據國家食品藥品監督管理局原副局長任德權先生2009年11月在廣西梧州召開的一次學術會議的演講中說：近年來，75%以上的新型中成藥，是西醫的臨床醫師在使用。這是一個在學術上極不嚴肅，在管理上極其嚴重的新問題。

一方面，這種中成藥畢竟不是西藥。它的說明書裏沒有符合西藥的化學藥理、毒理、副作用、臨床療效機理等說明，寫的完全是中成藥常規的處方、藥名、主治、功效等內容。只是在說明書的適應證一項裏，往往中醫與西醫的臨床症狀與醫學詞語混合並提。

另一方面，處方者是地地道道的西醫師。他們對中醫、中藥的理論，對中醫辨證論治的原則、方法，全然不知。他們臨床中使用的中成藥，最多只是憑借說明書中適應證項目裏那幾個西醫的臨床症狀與醫學詞語。而那幾個西醫的臨床詞語，並不存在與西醫生理、病理、藥理、毒理必然的內在聯繫。所以這一現象，是連最低級的經驗水準也達不到，是外行人望文生義、亂用中藥的一個大問題。

西醫臨床特異性藥物匱乏的問題，西藥毒副作用突出的問題，確實令人棘手。但是必須明白，藥物上出現這些問題的根源，是西醫醫學模式自身的侷限性造成的。所以解決西藥上的問題，必須從其醫學模式的整體高度上著眼。如果僅僅把視野鎖定在藥物上，而且置西醫的生理、病理、藥理、毒理這一理論鏈條於不顧，這不僅是一種不嚴肅、不負責的行為，而且還是忽視西醫醫學模式侷限性、重新製造侷限性的愚昧之舉。

這種與中、西醫理論，中、西藥理論完全不相應的西醫亂用中成藥的現象，在今天這個高揚科學發展觀的時代，必須嚴格區別，堅決加以制止。

關心中醫復興的人們一定要明白，這絕對不是中西配合，與我們主張的中西醫臨床優勢有機配合的願望恰恰相反，完全背道而馳。

我們這裏幾次提到「有機」二字，「有機」是什麼意思呢？

一方面，要從兩種醫學的角度理解「有機」二字。中醫與西醫，都需要共同立足於醫學科學的整體高度，認識自身在理論、臨床上的侷限性。這就像一個人，只站在自己的小天地裏，是很難正確認識自我，準確理解別人的。

要做到既認識自我，也理解別人，首先要具有善於和敢於面對自我短處、缺陷的精神境界。這是避免自我獨大、唯我獨尊的最科學、最合理、最可靠的精神境界。這其實也是一種文化精神。

另一方面，是臨床優勢互補的問題。這就是在相互配合的臨床中，在相互比較的前提下，從每一個具體的病人做起。這就是中西醫臨床工作者坐在一起，共同討論、權衡這一位病人身上的某一個具體疾病，在什麼情況下以中醫中藥為主治療，在什麼情況下以西醫西藥為主治療。既要發揮中醫的優勢，也要發揮西醫的優勢。其中最要緊的是，在中西醫臨床優勢的選擇、組合、交替使用上，時時把最好的鋼，換在關鍵的刀刃上，而且用得恰如其分。這是精神境界與臨床醫學兩個領域中，最高尚、最理性、最複雜、最先進的科學研究，也是中國的中西醫工作者為人類醫學進步所承擔的，最艱巨、最具創造性的歷史使命。

再一方面，是重複和過度治療的問題。中醫的臨床治療，十分重視無太過、無不及。既關注邪氣，又強調以人為本，「中和」為上的治療原則。西醫的治療往往強調特異性療法。抓住特異性療法後，最喜歡「重拳出擊」，往往「見病而不見人」。

在臨床優勢互補的過程中，既要最大限度地防止重複治療、過度治療，也要避免中西藥的雜投、濫用。時時立足於中醫以人為本，「中和」為上的治療原則，做好中西醫臨床優勢的選擇、組合、交遞使用。最大限度地降低中西藥重複、過度治療而造成的醫源性、藥源性的災害發生。

這絕對不只是節約醫療資源的問題，而是最大化地提高療效，讓病人少受藥害的臨床醫學發展戰略的問題。做到了這三個方面，才算得上「有機」配合。

第三，合作、配合的根本目的，在於造福病人，提高臨床療效。

因為中醫和西醫，理論上各有特色，臨床上各有優勢。兩種醫學各自都有其科學理論、臨床技術、臨床經驗三個層次上的知識內容，兩種醫學各自都是龐大的醫學知識體系。對於一個人而言，集兩種醫學的特色和優勢於一身，至少在今天看來，可能性極小。

儘管世界上有神童、才子，但是希望人人精通中西醫，歷史與實踐已經證明，這並非明智之舉。因此從整體意義上務實地講，由中西醫工作者的相互合作，充分發揮和利用我國現有的醫學資源，實現中西醫特色與優勢的有機配合，是提高臨床療效，造福病人的最好形式。這一目的或宗旨，我們任何時候都不能動搖。

第四，實踐過程，是指中西醫臨床上的合作與配合，是一個相當長的醫療實踐過程。

這裏用「實踐」二字，有兩方面用意。一方面，在於強調中西醫配合一定要立足於臨床，從實踐出發。對於中西醫兩種相對成熟的醫學來說，一者偏於形上，一者偏於形下，彼此代表了整個人類科學哲學的兩類不同的研究方向。倘若在遙遠的將來，中西醫有可能合一或者創新，那必然是整個人類科學哲學上天翻地覆的特大事件，絕不是中西醫兩方面醫學工作者所能駕馭的。因此，千萬不可輕言合一，不可輕言創造新醫藥學。

這裏用「實踐」二字的另一方面的意思是，醫學的目的在於臨床實踐，在於治病救人。

只要我們在這一方面療效出色，經驗服人，就已經是造福於人類，令世界注目的大事了。隨著以提高臨床療效為目的的實踐過程的延續，中西醫配合必將引發人類醫學的革命。這一革命，就是由中國興起的中西醫配合，發展為遍及世界醫學實踐的新形式、新潮流。

至於這個過程需要多長時間，只能由實踐做決定，讓歷史做判斷。在這裏，任何誇誇其談，脫離臨床實踐的做法，都是有害而無益的。

講到中西醫配合的含義，常常會聯想到香港、澳門現行的中西醫管理模式。其中有一些地方，是值得我們借鑑的。比如在香港、澳門，中醫不得用西藥，西醫不得用中藥。中醫看病，連西醫的聽診器也不能用，全靠望、聞、問、切四診和中醫臨床理論思維的功夫。

這就要求每一位中醫師都必須老老實實地把中醫的功夫練好。當然西醫也是一樣，也必須老老實實地把西醫的功夫練好。

對於中醫與西醫兩者在高水準基礎的相互合作與配合，這種管理模式，肯定有其積極的意義。國內中醫院現行的管理模式是，中醫執業醫師中藥、西藥都可以用。表面上看，中西醫配合似乎完成於中醫一人、中醫一家，而實際結果往往是重西輕中、中醫西化。

這是直接造成中醫臨床療效下降的原因之一。所以應當強調，中西醫配合必須在兩類專業人員，兩種醫學專長的基礎上來進行。

所以，從香港、澳門現行的中西醫管理模式來看，從中西醫並重的角度來看，尤其是從中國醫療衛生事業基本格局的特點來看，今後中西醫配合的管理模式，應當由國家衛生部統一負責，進行統籌。

也就是說，由衛生部立足於中、西醫兩類人員，中、西醫兩種主流醫學，中、西醫兩套管理體系之上，進行全面統籌。而不是像過去那樣，由國家中醫藥管理局一家來包辦。

在開展中西醫配合時，這一統籌管理的思路、格局與管理體制，一定要明確，一定要落到實處。

2｜中西醫配合的基本原則

如前所述，中、西醫兩種醫學體系都包含著基礎科學、臨床技術和臨床經驗三個層次的內容。

所以，中西醫配合的基本原則，應當在區分科學、技術、經驗三個層次的前提下，對中西醫做出具體的界定。其含義大體是：

第一，在中、西醫兩種醫學的基礎科學層面上，彼此是並存、並重，共同繁榮的關係。

兩者的基礎科學，代表著兩種醫學的本質特性；兩者的概念範疇，是不可通約的。這是兩種醫學的根基，所以強調中西醫並重，核心是指基礎科學這一層面。

第二，在中、西醫兩種醫學的臨床技術層面上，彼此是相互配合、優勢互補的關係。

兩種基礎科學，必然派生出兩種臨床技術體系及其兩類具體的治療方法。兩種醫學一者重在形上，一者重在形下，所以臨床技術必然各有其優勢，也各有其侷限。為此，取長補短、發揮優勢、服務病人，是中西醫並重環境下的必然選擇，也是中西醫臨床配合的核心環節。

第三，在中、西醫兩種醫學的臨床經驗層面上，彼此是相互借鑑的關係。

經驗是尚未上升到科學、技術層面的醫學知識。它不應該是中西醫配合的重點，但有時也是可貴的。需要根據中、西醫在基礎科學與臨床技術的具體情況，相互借鑑，適當選擇。既不要誇大經驗，生搬硬套，也不要忽視經驗，置之不顧。這一點，我們在前一章已經提到了，此不贅述。

二、正視三連環的學術現狀

2008 年，筆者在會見了 96 歲高齡的馬肇選老人。他博涉中國傳統文化，尤其熟諳哲學。他早年從政，後來長期執教於開辦中醫教育最早的，設在台中的「中國醫藥大學」。他在談到近一百年來傳統文化的命運時，特別提到「連根拔起」與「從根救起」這兩個命題。他給我的啟示是：要想實現中醫的復興，就要下決心把中醫從根救起。而要把中醫從根救起，就要知道中醫的根紮在哪裏，要知道我們是如何將它連根拔起的。

前面講到了中西醫配合的含義與原則，在探索、實施中西醫配合的時候，我們必須正視眼前「三連環」的學術現實。「三連環」的內容是：連根拔起—從根救起—中西醫配合。「三連環」的具體含意是：

第一，關於連根拔起

連根拔起，指的是我們在很大程度上已經把中醫的基礎科學體系和臨床技術體系丟掉了。所以欲求中西醫配合，我們就不能忽視中醫近代的歷史真實。這一段歷史遠一點講，是一百年；近一點說，是半個多世紀。

在此期間，我們一直忽視或者不承認中醫的基礎科學體系和臨床技術體系。直到今天，我們仍在繼續做著連根拔起的蠢事。而且，我們今天將中醫連根拔起的錯誤行徑，並不是所有人都有清醒認識和正確估計的。

這正說明我們將中醫連根拔起的普遍性、嚴重性、危險性。這種普遍、嚴重、危險，竟然是我們花費了「歷時五十年，上下三代人」的人力、物力、財力換來的。

這一沉痛的教訓，在討論中西醫配合如何進行的時候，尤其要牢記在心。認識不到連根拔起的嚴重性，就不會產生從根救起的決心與動力。

第二，關於從根救起

從根救起，就是要把中醫的基礎科學體系和臨床技術體系，放在主體性的學術地位上，完整、準確、系統地繼承下來。中醫的根，深深地紮在中國優秀的傳統文化之中，哲學是其核心。中醫的本，是其基礎科學體系和臨床技術體系，中醫的「經典醫著」是其代表。每一位中醫師掌握了這些根與本，才可能逐步形成中醫理論思維的方式和辨證論治的習慣，才可能取得可靠、卓著的臨床治療效果。

半個多世紀以來，是我們自己的近代哲學貧困，使我們既不懂得中醫之根，而又丟了中醫之本，長期沉迷於經驗醫學、經驗療法的窠臼之中，不能自拔。因此，欲實現中醫與西醫臨床的有機配合，首要的學術任務，是率先透過中醫基礎科學體系和臨床技術體系的全面補課，在頭腦深處重鑄中華醫魂，從而將中醫從根救起，實現中醫學的全面復興。倘若不在中醫從根救起上花大力氣、練硬功，我們嚮往的中西醫臨床優勢互補、有機配合，永遠是一句空話。

第三，關於中西醫臨床的配合

中西醫臨床的配合，首先是中醫與西醫從業人員個人之間的相互尊重，真誠合作。以此為基礎，才會有中西醫基礎科學與臨床技術的有機配合。這裏初步講兩點：

其一，中醫與西醫人員之間尊重與合作，不是一種願望，而是一種境界。這種境界是以文化精神為基礎，以哲學科學為根基。所謂哲學科學為根基，是指參與配合工作的中醫與西醫，都要從哲學科學的整體上真正認識到「什麼叫中醫，什麼叫西醫」、「中醫是怎麼來的，西醫是怎麼來的」。明白這兩個基本認識之後，參與配合的雙方才能真正明白自己的侷限性在哪裏，對方的優勢在哪裏。須知，不知道自己侷限性的人，就不會懂得尊重對方，就不會達到心甘情願、真誠配合的精神境界。

其二，中西醫的有機配合，不可能號角一響，轟轟烈烈，全面開花。它必須以學術為基石，以誠意促配合。從每一個人、每一個病的具體病情環節入手，做認真、過細的臨床討論研究，共同討論治療方案，各自承擔具體治療。這種配合，才稱得上有機。所以，社會應當為中西醫的有機配合，營造出文化科學多元共存的大趨勢、大環境，才能把中西醫理論科學資源與臨床技術資源充分組合起來，真正落實在具體的臨床治療工作上。說得形象一些，就是由中西醫臨床工作者個人之間的主動合作，用對生命的虔誠與敬畏，像精心繪畫、繡花一樣，共同促成優勢互補的臨床防病治病技術的大配合、大繁榮。

以上講的學術實現「三連環」，用今天的說法，就叫做：尊重歷史，正視現實，精誠合作，專心實踐。也許這「三連環」，就是中西醫臨床有機配合的起跑線。

前車之鑒，後事之師。此時此刻，最需我們警惕的是，千萬不要再重犯中西醫結合運動時「沒有起跑線的田徑運動」的錯誤！

中醫能否走向世界，關鍵在於中醫能否全面復興，中西醫配合能否取得成功。過去那種把中醫在國內西化以後，再送出國門的所謂「走向世界」，是「豁出去生存求發展，自帶著鐐銬闖世界」的做法。從理性思維上看，這樣做是愚蠢的，而且實踐也證明它是徒勞的。

1997 年，筆者在《中醫生存與發展的理想思考》一文中，從知識經濟產業的角度為中醫算了一筆賬。當年，全世界醫療衛生的總投入為兩萬多億美元。如果我們能成功地創出中西醫臨床有機配合的新路，如果中國透過中醫、中藥在全世界的傳播與輸出，能夠從全世界醫療衛生的總投入中賺回 10%的份額，那就是兩千多億美元。那就相當於那時候國內生產總值的 22%以上。

中醫與中藥是中國的獨家財富，這種知識經濟產業，全世界只有中國可以做。但是，我們不能把知識與經濟兩者割裂開來，中醫藥經濟離開了中醫藥知識，是不可能構成知識經濟產業的。

為了短期的經濟利益，毀掉中醫雄厚的知識資本，絕對是不可取的。即使我們從單純的經濟觀點看中醫，也應當懂得，「世界吃中藥的時候，就是中國吃世界的時候」。所以，為了讓中醫「走向世界」，我們也要首先實現中醫的全面復興，並逐步實現中西醫臨床有機配合的真正成功，切切實實地為世界上做出學習的榜樣來。

第七章

有機配合的實踐、構想與體會

一、中西醫配合的實踐與體會

1966 年末筆者學習中醫業滿出師時，正值烈焰遍野的「文化大革命」時期。從那時起，到 1978 年考取北京中醫藥大學研究生的12 年裏，筆者一直在基層從事中醫臨床工作。在基層工作，有兩大特點：第一點是分科不細，這正好符合中醫辨證論治的全科優勢。第二點是需要懂得一些西醫的常識，而我在這方面的基礎比較差。

當時，同事楊萬成先生，是一位熱心中醫的西醫大夫。於是我們彼此互為老師，又互為學生，幾年之後，更是臨床上中西醫合作的好朋友。

楊先生的熱心中醫，使我們的合作與配合自然地傾向於「以中為主」。我們的合作與配合，具體操作是根據具體病情的特點與需要而定的。其一，對於小傷小病，各自或單用中醫的療法，或單用西醫的療法。其二，對於常見病、多發病、普遍存在的病，我們儘量以中醫為主，或「能中不西」。其三，對於急性病、流行病、傳染病，我們約定先中後西，中西配合。其四，對於危重病、大型外科病，送縣人民醫院住院治療。有條件時，中醫適當配合，適當協助。其五，儘量擴大居家治療，減少住院治療。力爭既方便病人，也方便我們的中西配合。

那時候，基層的心腦血管病、糖尿病、腫瘤病不多。內科、婦科、兒科的常見病、多發病、慢性病比較普遍。尤其是呼吸、消化、泌尿系統的傳染病、流行病以及各種感染性疾病，幾乎長年不斷。

我們或以中為主，或中西醫配合，共同合作治療了許多重症肝炎、腎炎、日本腦炎、流行性腦脊髓膜炎、小兒痲疹後肺炎、霍亂、產後大出血等。還用非手術方法治療急性化膿性闌尾炎、腸梗阻、腸套疊、膽道蛔蟲症、宮外孕等急腹症上百例。

而我在這一階段的合作與配合中，最大的受益與體會有三：其一，養成了臨床中讀經典的習慣。其二，逐漸形成了中醫的理論思維方式和辨證論治的臨床習慣。其三，增強中西臨床有機配合的感受，也積累了一些初步的經驗。

1990 年，我與早年學習西醫的劉鐵林先生在《中國醫藥學報》同室工作。他的西醫理論功底厚實，而且人文知識豐富，治學嚴謹，善於思考。我與他一中一西，互學互補，如切如磋，坦蕩赤誠。

我們深知中西兩者的侷限性，是由兩者的基礎醫學決定的，是兩者自身無法克服和避免的。本質上是人類科學形上與形下兩大分類的必然結果。對於中西醫在臨床技術層面上的優勢互補，是我們在理論認識基礎上對中西醫配合的一致見解，也是我們對防病治病的共同期盼。他對余云岫為代表的近代科學主義思潮深惡痛絕，為此我們合作發表了《中醫科學必須徹底告別余云岫現象》一文。後來我在香港執教中醫期間，開設了中西醫比較課程。在西醫的理論與發展方面，許多內容是他為我提供和把關的。從而使我對告別中西醫結合，告別中醫「西化」的認識日趨明確，對於中西醫立足於臨床，有機配合的理解逐漸成熟。

二、中西醫配合的初步構想

關於中西醫配合的理解與實踐，相信醫學界同仁都有共同的體會和思考。所以下面的這些構想，只能是初步的、簡單的，其中一些方面甚至是錯誤的。

今天講出來，意在拋磚引玉，為同仁們提供一個靶子，誠懇地歡迎同仁們討論、批評、指正。

1｜感染（傳染）性疾病

在細菌性感染方面，似可中西醫並用。在病毒性感染方面，似可中醫辨證論治為主，西醫營養支持療法配合。

關於細菌性感染的疾病，中西醫兩種療法並用，過去在國內的實踐比較多，應該說是比較安全的。關於病毒性感染的疾病，從2003 年的非典型肺炎、2005 年的禽流感、2009 年的 A 型流感，對中西醫配合，客觀上有一定的推動作用。明智地講，以中醫的辨證論治為主，西醫的營養支持療法配合，最為相宜。一方面，西醫在抗病毒治療方面，至今沒有可靠的特異性的藥物。另一方面，在可預見的未來，仍將如此。這些問題，是西醫的基礎醫學早已決定了的，也是西醫自身不可改變的侷限性。因為隨著研究層次的深入，西醫離開整體層次上、生命意義上的人，則越來越遠，現在幾乎接近了人類生命的極限。

從生物大分子水平再深入下去，前面就進入非生命領域。因此在生命極限的層次上，要研究出解決整體生命層次上的病毒感染性疾病治療藥物，其毒、副作用的不可預測性與不可避免性，將會隨之成倍的擴大。在非典型肺炎肆虐時，凡是沒有中醫，或者拒絕中醫治療的國家或地區，臨床效果均遠不如中國，其原因就在於此。

2｜內科疾病

西醫內科疾病的病理診斷，基本上定位在組織、器官、細胞水平，而非中醫生命過程中的整體水平。所以臨床病理診斷與具體治療上，見形下而不見形上，見病而不見人的狀況，十分普遍，也不可更改。因此，在西醫內科疾病的治療上，針對局部的對抗性治療、對症性治療的藥物越來越普遍。針對生命過程中整體水準上的綜合性發病原因的治療，是西醫不可填補、不可改變的缺陷。因此多數內科疾病，既重視西醫的辨病治療，也重視中醫的辨證論治。

如果以西醫辨病治療為主時，中醫整體綜合性調節的治療做配合。如果以中醫辨證論治為主時，西醫急救處理與營養支持療法做配合。具體如何選擇，如何落實，由當時合作的中醫和西醫自己做決定。

不過，配合應在理性的有機、有序中，逐步深入。其實，當中醫與西醫坐在一起，面對病人討論具體疾病的配合治療時，雙方所想的都是同一個問題，那就是：在什麼環境下，西醫的效果好，當然採用西醫的治療方法；在什麼的情況下，中醫效果好，當然採用中醫的治療方法。這時候，我們所說的有機和有序，便自然產生。因為中西醫配合，本來是一個臨床實踐的問題。

只要中醫與西醫平等、和諧、自覺地坐在一起的時候，有機和有序便自然而然地形成。前面提到的我與楊先生在

20 世紀 60 年代的配合，就是這樣。用不著事先設計，更不需要脫離臨床的評頭品足，坐而論道。

3｜外科疾病

這裏的外科，主要指需要以手術治療為主的西醫普外、胸外、腦外、神經外科等。所以外科疾病，西醫的手術治療為主，配合西醫的營養支持療法，需要時，中醫的辨證論治酌情配合；病後調理階段，以中醫中藥為主。

在西醫的外科領域，中醫酌情配合，往往最容易取得突破。20世紀 60 年代，吳咸中先生中西醫配合治療急腹症，就是很好的例子。

4｜婦產科疾病

產科疾病，以西醫為主，中醫酌情配合；產後調理，中醫中藥為主。

婦科的經、帶、胎三方面的疾病，是中醫的優勢領域。應以中醫的辨證論治為主，西醫的手術治療、對症治療與有效的營養支持療法，酌情配合。

20 世紀 60 年代，我的恩師柴浩然先生治療過多例宮外孕，其中包括腹腔流產，就是以中醫為主，西醫營養支持療法配合的情況下治癒的。

5｜兒科疾病

小兒的外科疾病，西醫手術治療為主，中醫辨證論治酌情配合。

小兒的內科疾病，中醫辨證論治為主，西醫的急救療法與營養支持療法配合。

小兒內科疾病的治療，是中醫的優勢領域。因為小兒科的病，本來很簡單。小兒科的常見病，一是外感，以呼吸系統的疾病為主；二是胃腸系統的病，其中消化不良、營養不良最為多見。

在中醫看來，小兒為稚陰、稚陽之體，其生機蓬勃，發育旺盛。發病之後，其臟腑清靈，易於康復。所以臨床上辨證容易，療效快捷。這一方面最大的困難是藥物劑型與給藥途徑上的困難，而不是中醫治療效果的問題。

以上，只是結合個人理論與臨床研究的一些體會，做的一點十分粗淺、簡單的舉例。一方面希望表明與「中西藥臨床雜投」的區別，一方面為了表明與脫離臨床，坐而論道的不同。更主要的，還是想到為同仁們的討論、批評、指正，留下足夠的空間。所以才覺得，這也許是一種不選之選的好方式。

三、患者等待有機配合

中西醫立足臨床，有機配合，既可以說是迫在眉睫，又可以說是任重道遠。迫在眉睫，是從人民大眾的立場上講的。中國既有中醫，又有西醫，兩者各有臨床優勢，所以優勢互補，有機配合，是人民大眾的福祉，應當為之著急。一人生病，全家不安，恨不能集中西之長，消病滅災。病家若知道我們一直以來重西輕中，西化中醫；民眾若知道我們自殘中醫，自毀國寶，誰不為之急在燃眉而怨從中來呢？任重道遠，是從歷史與現實上講的。

一百年的「滅漢興洋」，廢止、挖心、西化、改造，半個多世紀「不可能被西化的中醫西化不歸路」，已使中醫的元氣大傷。而今對於中醫，既要煞住連根拔起，又要積極從根救起，還要真誠面對中西配合。所以從現實上看，時不我待；從歷史上看，任重道遠。當代的中醫肩負著歷史與現實的雙重責任，這是幾千年中醫發展史上少有的現象，除了努力，別無選擇。

當此時不我待、任重道遠之際，筆者胸無定見，難謀兩全。在此只想舉出兩個臨床實例——兩個並非中醫臨床典型優勢的病例，供同仁們參考。或許可從中感悟到社會與病人，對中西醫臨床優勢儘快實現有機配合的期盼。

1｜病例一

凌××，女，75 歲，北京人，2001 年 5 月 13 日，因左眼患角膜潰瘍 1 週，白珠盡赤、疼痛難耐，住在北京××眼科醫院。經西醫反覆更換多種抗生素，並用激素以及多種外用的眼藥，前後治療近 3 個月，病情未能緩解。7 月中旬，左眼失明。7 月末右眼交叉感染，並發角膜潰瘍。凌老太的子女電話急邀筆者趁暑假之便，專程從香港返回北京為其診療。8 月 11 日我回到北京，當天凌老太謝絕了西醫的治療，正式辦理出院手續前來求診。診時雙目紅如血染，羞明，疼痛異常。左眼黑珠被白斑覆蓋，視力全無，亦無光感；右眼視物模糊，對面略見人影。行動不便，由人相扶移步。3 個月來，患者經常失眠，甚則徹夜轉側，頭痛，不思飲食。入院以來大便乾結，往往 3、4 日一行。診其脈，浮大而數，按之中空；察其舌，舌色黯紅，舌面光亮、少苔、無津。從病機而言，主要有三方面。

其一，患者初起至今白珠紅如血，按照中醫眼科「五輪八廓」的理論，白珠屬肺，所以對於發病，理應想到肺經以及從肺經論治。其二，患者大便乾結不暢，3、4 日一行，達 3 月餘，依照肺與大腸相表裏的理論，此病為臟腑同病可知。其三，因其患者年事已高，病久精血耗傷，故肝腎相火亦旺，似不可忘。於是，以瀉白散立意，合《溫病條辨》宣白承氣湯與增液承氣湯之辛涼、護陰、導下，共成一方。藥用：川黃連 9 克、黃芩9 克、桑白皮 15 克、蟬衣 9 克、生石膏 30 克、知母 9 克、川大黃 5克、生地 30 克、麥冬 24 克、元參 30 克、生甘草 9 克。3 劑，水煎服，每日 1 劑，分 2 次送下。除了繼續使用以前的眼藥水點眼之外，停止服用全部消炎的西藥。

服完 3 劑中藥，8 月 14 日二診，患者眼睛疼痛明顯減輕，大便通利，日行一次，不乾不溏。效不更方，在原方的基礎上，酌加白通草、竹葉、懷牛膝，以增宣上導下，通利三焦之功，令其再服 3 劑。

8 月 17 日三診，患者眼睛疼痛消失，雙目僅見少量紅絲，左眼自覺似有光感，右眼可以辨認處方上的藥名，大便每日一次，欲食、睡眠如常人。發病前後共一百天，在西醫專科醫院住院治療近三個月的重症角膜潰瘍，經中醫治療一週，病情基本告癒。故再以滋養肝腎陰血，少佐清肝明目之品，再服 5 劑。以後配製以丸劑，行整體調養善後。患者至今健在，飲食、起居皆好。

如果該病之初，中西醫能夠配合進行治療；如果按照中醫白珠屬肺以及肺與大腸相表裏的理論，早一些用中藥，該病完全可以在三五天告癒。數十年裏，筆者以中醫中藥為主，治療角膿潰瘍的經歷不少，尚未出現過令患者苦苦折磨三個多月的先例。

凌老太病癒一個月之後，她的家屬到××眼科醫院，拜見當時經手治療的專家。對方問：「如何治療的？」家屬說：「服了幾付中藥便好了。」對方不以為然地說：「誰都有碰巧的時候，經驗呀！」家屬說：「聽說中醫是根據白珠屬肺，肺與大腸相表裏的理論考慮以後，用藥治療的。」對方連聲說：「有這樣的理？……」。

其實，這一輩子從事中醫，這種話聽多了，這種事也見多了。西醫沒有真正瞭解中醫，這叫做少見多怪。中醫的卓越療效讓西醫常常聽得到、見得到，這叫做見多了，便不怪。真正讓西醫改變對中醫的看法，關鍵在中醫自身——不是把中醫西化，而是要中醫自強！

2｜病例二

馮××，女，51 歲，北京人，患麻痺性腸梗阻，1983 年 3 月住北京×××醫院。患者三年之內，經過兩次腹部手術。一次因胃潰瘍不癒，做胃四分之三切除術。一次因子宮肌瘤合併月經出血過多，做子宮根治切除術。術後患者出現腸黏連，曾經發生一次不完全腸梗阻，經筆者以中藥治療而癒。這一次，馮女士又因黏連性不完全腸梗阻，住進醫院。後經西醫保守治療失敗，成為完全梗阻。因患者擔心手術的不良後果，拒絕採取手術治療，於入院後第四日進而轉變為麻痺性完全性腸梗阻。醫院於當天下午 5 時決定，第二天上午 9 時務必採取手術治療，不得拖延。當天下午 7 時，難辭友人再三邀請，筆者遂至醫院探視。

當時患者大腹脹滿難耐，神情疲憊恍惚，全身插著 5 個管子：鼻飼管、氧氣管、輸液管、輸血管、胃腸減壓管。經過察舌、診脈，病機為正氣大虛，實邪壅滯，處以《金匱要略》厚朴三物湯合大建中湯 1 劑。藥用：紅參 15 克、川厚朴 45 克、炒枳實 15 克、川大黃 15 克、蜀椒 15 克、乾薑 15 克、飴糖（以高粱飴代替）30 克。筆者親自為其將藥煎好後，囑其家屬從當晚 10 時起，先後共分 5 次給藥，藉鼻飼管每隔 2 小時給藥 1 次，於次日早上 6 時前全部送下。

藥後於次日早上 8 時許，患者先行矢氣，接著連排穢濁大便數次，腹脹遂平。原本安排的手術治療，自然停用了。接著再以香砂異功散調理 3 劑，患者即痊癒出院。

馮××於那次治療之後，腸梗阻沒有再犯。其人至今健在，雖然年齡接近 80 歲，心身如常，飲食、起居、行動尚好。

這一病例，就是我們在中西醫配合的初步構想裏所說的：外科疾病，西醫的手術治療為主，配合西醫的營養支持療法；需要時，中醫的辨證論治酌情配合；病後調理階段，以中醫中藥為主的一個成功的例子。

其實，中、西醫各自的臨床優勢領域中，也會有中、西醫各自感到棘手的時候。從辯證法思想來看，這也是一種必然。所以在西醫自認為的優勢領域從事中西醫配合，那將是最能打開中西醫配合之路的關鍵性橋樑。這正是 2003 年香港非典型肺炎流行期間，筆者急切呼籲中醫進醫院參與治療的實際原因。

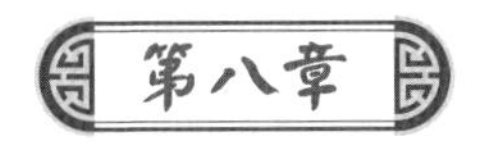

將中醫從根救起

我們這一代人，見證了半個多世紀以來，對傳統文化的自虐，一步一步自殘中醫的全過程。所以我們這一代做中醫工作的人，活得曲折、艱難，活得實在太累。前不久，北京中醫藥大學學生社團的年輕人訪問我，要我講一些求學歷程和人生轉折的趣事，我不假思索地說出了「憂患」兩字（見附錄之四）。的確，「憂患」兩字困擾著我們的一生，至今依舊如此。

從清代末年帝王專制政權內外交困，遇上了「三千年未有之大變局」以來，中華民族患上了頑固的「民族文化自卑症」，把自己長期禁錮在「跛腿式」五四新文化運動的思潮之內。有的社會、文化名人和國學名流，帶頭辱罵、歪曲中醫；有的手握權柄、身為權威的領軍人物，一次一次地給中醫設置了漏列、廢止、改造、結合的陷阱。中國人尾隨著日本明治維新時期「滅漢興洋」的後塵，分明是廢除、改造、西化中醫，偏偏要把它美譽為發展、弘揚、創新中醫。

在這期間，也是我們自己，給中醫設下了非典型性文化專制的牢籠。近代科學主義者以為中醫應當廢止，必亡無疑；近代哲學貧困者以為我不如人，難免要亡。但是，必亡無疑和難免要亡的雙方，誰也沒有科學地答覆中醫必亡的理由，要亡的原因。就連「中醫我是誰」、「我是怎麼來的」這兩個中醫與生俱來的，與西醫各不相同的「物種特性」，我們至今不甚了了。

而手握權柄的人憑藉一面之詞，同樣在不知中醫與西醫「物種特性」的前提下，給中醫加上了名義上叫「中西醫結合」，實質上是「中醫西化」的桎梏。這一桎梏，迫使中醫在「不可能被西化的中醫西化不歸路」上，不斷衰落。而且這一條不通的路，至今還在走。

在這裏，不能不讓人憂患的是：中央「十一屆三中全會」以來的改革開放 30 多年了，1982 年《憲法》總則「發展現代醫藥和我國傳統醫藥」的規定 28 年了，新時期「中西醫並重」的衛生工作總方針的出台 20 年了。為什麼在中醫領域設下的非典型性文化專制，50 多年過去，依然固若金湯，身在迷途而不知反思，不做改革呢？

2004 年 4 月 20 日，時任衛生部部長的高強先生，在他的辦公室約見了筆者。記得他在聽取筆者關於中醫情況的談話中，對「兩頭熱，中間涼」的提法頗為認同。「兩頭熱」，指的是國家高層領導人與十三億人民大眾，急切而熱烈地希望中醫儘快地復興和發展。而中間走慣了老路、頭腦生鏽、名利加身的人，正是那些「中間涼」的一族。

交談中，高強先生側過頭來問我：「有何高見？」我說：「先以科學之理服人，再以改革開放開路，倘若萬不得已，那就只好來一場『維憲』的行動。」所謂「維憲」，就是為了《憲法》的尊嚴，為了「兩頭熱」的人們，為了中醫的真正復興，也為了世界對中醫的需要，我們共同以維護《憲法》尊嚴的名義，把那些「中間涼」一族的心腸熨熱，儘快煞住「不可能被西化的中醫西化不歸路」。至今我不知道除此之外，還有什麼更好的辦法？

前面提到的兩個病例。一例是角膜潰瘍，併發眼睛失明，一例是麻痺性腸梗阻，命在旦夕。其實就病情、病機而言，當代中醫自身的病，與以上兩例頗有相似之處。

一者，中醫的眼睛出現了毛病——自己的角膜被病中的白斑所覆蓋，在人類文化科學之林，不知自己身在何處，認不清中醫我到底是誰。二者，中醫的消化系統出現了毛病——自己的三焦被邪氣壅阻，而自己的正氣匱乏，以至處於麻痺狀態，稍有延誤或者調護失當，只怕要氣機閉塞、正氣敗亡、神明熄滅了。

筆者在香港浸會大學執教時，曾為學生主辦的《杏林新綠》題詞，寫下了這樣兩句話：「病人唯恐醫誤其病，醫學最怕病染在醫。」其意思是顯而易見的：作為廣大民眾，作為每一位患者，最害怕的是醫者的誤診、誤治。而作為醫學科學，除了擔心醫學上未能攻克的難點之外，也包括人為的自殘、自虐。為了避免臨床中的誤診、誤治，除了醫者的醫療道德之外，在學術上攻克難點，減少自殘、自虐，自然是醫學科學的重中之重。

清代吳鞠通先生當年著《醫醫病書》，相信旨趣也在於此。因此，要想提高中醫的臨床療效，中醫必先果斷地自醫——取消中西醫結合，終止中醫西化，真誠面對將中醫連根拔起的現實，同心同德地將中醫從根救起。為此，步吳鞠通先生之後塵，將本書命名為《醫醫——告別中醫西化》。

英國劍橋大學有一個開溫第士研究室，始建於 1871 年。自成立起來的一百年間，人才輩出，震驚世界的研究成果不斷。

有人談到開溫第士的成就時說：「如果說我們這個時代是通訊時代，電波方程是從開溫第士開始的；如果說我們這個時代是電子時代，電子學說是從開溫第士開始的；如果說我們這個時代是核子時代，核子分裂是從開溫第士開始的；大到天上的波霎現象，小到 X 光下的結晶分析，細到細胞裏的遺傳密碼，都是從開溫第士開始的。」所以在討論開溫第士研究室成功的秘訣時，有人說：「一個研究組織也像一個人一樣，成功的關鍵有兩個：第一是防止錯誤，第二是改正錯誤。」然而，防止錯誤，需要遠見；改正錯誤，需要勇氣。一個人有遠見又有勇氣，自然容易成功；一個組織有遠見而又有勇氣，自然容易成長。

中國是世界上既有中醫，又有西醫兩種主流醫學的唯一的國家。中國在醫療衛生事業中充分組合與發揮中醫與西醫兩種主流醫學的特色與優勢，既是中國人的福祉，也是人類醫學的希望。現在正是檢驗中國人和中醫界遠見和勇氣的時候。如果不能將中醫從嚴重西化、自殘、自虐中從根救起，中國兩種主流醫學並存的醫療衛生格局，將在我們這一代人手中日見消亡，宣告破產。

為此，每一位富有文化精神的中國人，都應當懷著將中醫從根救起的緊迫感、責任感和使命感，全心全意、同心同德地為實現中醫的復興盡一份力量。

附錄一

中醫學的科學定位

——科學、哲學、人、中醫、名實

【提要】中醫學的科學定位是決定中醫事業發展的根本性的理論課題。為此，首先要明確科學、哲學、人的含義和特性。科學就是知識，是確切的、系統的、分門別類的、理論性的知識體系。哲學是科學的科學，是以天然之物運動、變化的狀態及其過程為研究對象，關於所有事物共同規律的學問。

從方法論講：有哲學體系之下的科學——社會科學和思維科學，以及自然科學中以事物運動、變化的狀態及其過程為研究對象的學科皆屬之；有物理學、化學體系之下的科學——自然科學中以物質的形態、結構及其功能為研究對象的學科皆屬之。

人有典型的形上、形下二重性，醫學則有中醫與西醫兩大類。中醫是以陰陽五行學説的理論、方法，研究證候及其變化規律而形成的醫學體系；西醫是以還原性科學方法，研究人的器官、組織、細胞、分子層次上的結構與功能而形成的醫學體系。

中醫學的傳承，必須遵循其內在的名實關係。中醫的研究對象、方法及其實踐過程，是其實；以語詞表徵的概念、範疇體系，是其名。重名輕實，從語詞到語詞，從概唸到概念的考據，對當代中醫學的傳承危害甚深，也是影響中醫學科學定位的主要原因之一。

半個世紀以來，社會上關於中醫學的解釋，大體有四種提法：

中醫藥學是我國勞動人民與疾病做抗爭的經驗總結；中國醫藥學是一個偉大的寶庫；中醫學是我國優秀傳統文化中的瑰寶；中醫與西醫是完全不同的兩種醫學科學體系。這些提法，都是用溢美之詞包裝起來的學術性「口號」——因為未能揭示中醫學的本質屬性和特徵，當然不能算做中醫學的定義。這種情況在當代自然科學、社會科學的專門學科領域，幾乎找不到第二例。

早在中學、大學階段時，我們就懂得了不少學科的知識。為了有益於本文即將展開的討論，這裏引用大家熟知的十門基礎學科的定義來說明。

數學是研究現實世界中事物的空間形式和數量關係的科學；化學是在分子、原子或離子等層次上研究物質的組成、結構、性質、變化以及變化過程中的能量關係的科學；自然地理是研究地球表面環境特徵、分佈情況及其發展變化規律的科學；歷史學是研究和闡述人類社會發展的具體過程及其規律的科學；生物學是研究生物的結構、功能、發生和發展規律的科學；人體解剖學是研究人體形態結構及其發生、發展規律的科學；人體生理學是研究人體各種正常功能活動和變化規律的科學；組織學（亦即顯微解剖學），是運用顯微鏡和切片、染色技術，研究生物體各種器官和組織的細胞形態及其聯繫的科學；分子生物學是在分子水平上研究生物大分子（蛋白和核酸）的結構和功能，從而揭示生命現象規律的科學；生物化學是研究細胞和有機體中存在的各種各樣化學分子以及它們所參與的化學反應的一門科學。

以上十門學科的定義，除了組織學、生物化學是以研究對象和研究方法複合定義之外，其餘的 8 門學科皆是以研究對象的本質屬性和特徵來定義的。所以本文討論中醫學的科學定位，即是抓住研究對象和研究方法這兩條學科定義的基本要素，來回答「中醫我是誰」、「我是怎麼來的」這兩個根本性的學術問題。

為了在學術上徹底告別「口號中醫」，本文並以歷史、文化的總體視野，圍繞與中醫直接相關的科學、哲學、人、名實等問題，展開一些必要的說明、釐正和討論。

一、「科學」的來歷與含義及其一般性分類

「科學」一詞是當代使用頻率最高的詞彙。在高揚科學發展觀的今天，需要首先釐清科學一詞的來歷、含義和基本分類。在中醫復興，討論中醫「科學」還是「不科學」的時候，這一釐清更是首當其衝、尤其必要的。

1 「科學」一詞的來歷與含義

「科學」這一詞，常常被人們引申使用。因為科學的出發點或研究對像是客觀實在，亦即人們能夠感知的多種多樣的存在，所以科學一詞在習慣上便成為客觀、理性的同義詞，也包含實事求是的嚴謹態度，一切從實際出發的工作準則這樣兩層意思。我們這裏討論的，主要是「科學」一詞的本意。

在希臘，「科學」最早的含義即知識（episteemee）。亞里斯多德在《形而上學》開宗明義的第一句話便是：「求知是人類的本性。我們樂於使用我們的感覺就是一個說明。」

當代著名哲學家苗力田在翻譯亞氏《形而上學》一書的序言中進一步解釋說：「科學是目的不是手段」，「科學是關於永恆和必然的認識……知識也就是科學」。

在中國，《禮・大學》裏說：「致知在格物，物格而後知至。」「格」，量度、規模之意。《文選・鮑照（蕪城賦）》云：「格高五度。」《辭海》引李善注《倉頡篇》的解釋說：「格，量度也。」基於這些解釋，「格物」，即對萬事萬物分門別類地進行比較、鑑別、量度的意思。對於「致知」，朱熹解釋說：「致，推極也；知，猶識也。推極吾之知識，欲其所知無不盡也。」因此可以說，《禮・大學》的表述與亞里斯多德的說法，是極其相似的。

所以清代末年，當「科學」一詞尚未在中國出現之前，對外來的聲、光、化、電之學，皆譯作「格物致知」，或者「格致之學」。

中文裏的「科學」一詞，可謂「出口轉內銷」而來的。日本明治維新以後，西方學術蜂擁東進。福澤諭吉先生從「分科之學」的意思出發，把融入日本文字的科與學兩個字組合在一起，於是日文中始有「科學」一詞。後來，康有為首先把「科學」一詞，引入了中國。1893 年在他翻譯的日本書目中，讓國人第一次見到了「科學」。接著 1896 年嚴復在翻譯《原富》一書時，將過去譯作「格物致知」的地方，全部改為「科學」。所以，「科學」一詞源於中國文字，滲透著日本人的智慧，然後回到了中國，成為今天社會上使用頻率極高的一個詞彙。

基於上述，「科學」一詞的含義可以從以下幾個方面加以概括：

其一，從科學的本意上講，科學就是知識，知識就是科學。

其二，從福澤諭吉首創科學一詞的意思上講，科學是分門別類的學問。

其三，按照前面提到的苗力田的說法，「科學是目的不是手段」，是「關於永恆和必然的認識」。這與嚴復關於「學者，考自然之理，立必然之例，術者，據已知之理，求可成之功」之說相近。應當說，這是近代中國人對科學最準確的解釋，也是對科學與技術這兩個詞最恰當的界定。

其四，這裏綜合以上意思，再結合英國人羅素關於科學是「確切的知識體系」之說，科學的定義或解釋應當是：科學就是確切的、系統的、分門別類的、理論性的知識體系。

2｜科學的一般性分類

在上述前提下，關於全部科學的分類，可以概括為以下兩個方面：其一，大而言之，科學涉及自然、社會、生命、思維各個領域。其二，細而言之，世界上有多少可定義的研究對象，就可能產生多少種科學。

在萬事萬物裏，因為有一部分事物（也可以說是「物之事」）人們是沒有辦法，或者不必要對其進行解剖分析的。因為人們所能見到的，或者需要觀察的，只是其運動、變化的狀態及其過程。還有一部分事物（也可以說是「物之質」）人們是可以打破原有的存在形式，對其進行解剖分析的。這時，人們所見到的則是其內部的結構及其功能。

上述觀點與人們熟知的馬克斯主義哲學關於「運動的物質」與「物質的運動」之說，蘊含的意思完全一致。其一，研究重心是物質的結構。其二，研究重心是運動的形式。

基於這兩種客觀實在，自然科學領域裏也可以再分為兩大類：其一，以「物之事」的運動、變化的狀態及其過程為研究對象的科學。其二，以「物之質」的形態、結構為研究對象的科學。

前者以哲學的觀念與方法為指導，從觀察自然界「物之事」運動、變化的現象（亦即狀態、訊息、物候、證候等）起步；後者以近代物理、化學的觀念與方法為標準，從認識自然界每一個具體「物之質」的形態與結構著手。

這裏借用《周易》關於形而上與形而下的意思，並聯繫《形而上學》關於「形質論」的說法，前一類自然科學主要是研究事物「形上」屬性或者「原形」特性的科學；後一類自然科學主要是研究事物「形下」特點或者「原質」特性的科學。而在形上或原形、形下或原質這兩大類自然科學之內，各自又包括了許許多多自成體系的具體科學。這方面的例子俯拾皆是，此不贅述。

由此可見，討論科學的問題，首先必須有清晰的科學分類的觀念。

3｜科學分類上習以為常的偏見

近代有一種習以為常的偏見，即把科學一詞當成了近代研究「物之質」的形態與結構這一類自然科學的專利，或者把科學一詞當成「研究事物形下特點或者原質特性的科學」的專利。這是對科學分類概念不清的緣故——講到科學時，頭腦裏好像只有近代物理、化學的觀念與方法基礎上的科學。這種偏見在當代社會上習以為常，而且表現得十分固執，有時甚至連科學一詞本來的含義也不顧了。這是十分有害，應引起人們高度的警惕。

弗朗西斯・培根（公元 1561—1626 年）是近代科學上關於歸納法的宣倡者。歸納法與演繹法是相互並列的兩種邏輯方法。近代物理學、化學的研究方法，基本是歸納法；歸納法，亦即還原性或者分析性方法。19 世紀的馬克斯充分肯定弗朗西斯・培根在近代科學上的地位，並把他稱為「英國唯物主義和整個現代實驗科學的真正始祖」。今天看來，培根所處的時代，是人類科學發展史上演繹法源遠流長，歸納法顯現光彩的一個特殊時代。所以，培根關於人類科學知識的分類，尤其值得當代的人們重視和回味。那時候，培根將科學知識大體分為三類：

其一，記憶的科學：歷史學、語言學等。

其二，想像的科學：文學（詩歌、小說）、藝術等。

其三，理智的科學：哲學、自然科學等。

顯而易見，培根並沒有像近代人那樣，只把歸納法前提下的近代自然科學視之為科學，而是把歷史學、語言學、文學（詩歌、小說）、藝術、哲學等，統統包羅在科學範疇之內。這一分類雖然尚待完善，但是在今天看來，培根的分類還是客觀、全面的，應當予以肯定。

其實，自古至今的自然科學，並非近代物理、化學的絕對領地。倘若因為近代物理、化學給人類帶來了史無前例的物質文明，便一意孤行地將其視為一切學科的至上信條或唯一標準，那就犯了近代科學主義的錯誤。這一錯誤在當代醫學領域裏表現得十分突出，甚至格外猖獗。為此，應當引起中醫界的高度重視。

二、「哲學」的來歷、含義需要釐清

在說明科學的來歷與含義之後，欲釐清科學與哲學的關係，自然也要從「哲學」一詞的來歷與含義說起。這也是討論中醫學的科學定位時，不可忽視的重要問題。

1 「哲學」一詞的來歷與含義

「哲學」一詞也是「出口轉內銷」而來的。

在希臘，哲學（philosophy）最早的含義是「愛智慧」。必須注意，知識與智慧是有巨大差異的。簡單地說，智慧高於知識。所以與苗力田關於「科學就是知識，知識就是科學」之說相比，哲學當然是更高層次的科學了。從求知的願望上看，哲學則更強烈、更迫切；從知識的層次上看，哲學則更概括、更超越。

古之《書・皋陶謨》裏，有「知人則哲」之說。所以在中國，哲人通常指那些才能見識超越尋常，為人共仰的那些高人。在日本的明治天皇六年，日本人西周取意於哲人之學，在翻譯由西方傳來的愛智慧之學時，第一次將其翻譯為「哲學」。從此在日本，哲學一詞便成為英文中 philosophy 一詞對應的詞彙。不過，直到我國的民國初年，耶穌會會士馬相伯先生翻譯西方哲學到中國時，仍然將「哲學」譯為「格致之學」。

從馬相伯先生的翻譯中，令人感到一種饒有趣味的啟示。所謂「饒有趣味」，即 20 世紀初期在中國人的眼裏，哲學與科學，都是同一個格致之學。所以，只要承認「知識就是科學」，哲學則理所當然地屬於科學之列。倘若把哲學排除於科學之外，那就等於否定了比「分門別類之學」更概括、更超越的科學。假如一意孤行地囿於此見，豈不是愚昧的武斷，武斷的愚昧了嗎？

哲學一詞在中國落地生根，是民國初期的事情。按當時教育部的大學教程，中國的高等教育首次開設了哲學一課。這標誌著哲學一詞正式從日本「內銷」到中國，成為中國當代通用的一個新名詞。

當代人們對科學與哲學的界定是：科學是關於自然、社會、思維的知識體系；哲學是關於自然、社會、思維的一般規律的總概括。這是符合科學與哲學本意的。「一般」，即普遍的意思；「一般規律」，即是對各種事物共同規律的高度概括。

所以哲學與人們習慣上理解的「分門別類」的科學，兩者之間的區別是：哲學是研究一切事物共同規律的學問；科學是研究某一具體事物的知識體系。

基於上述：就「知識就是科學」而言，哲學同樣屬於科學；就「分門別類」而言，哲學不同於概括某一具體事物的分科之學；就知識的概括層次而言，哲學高於「分門別類」科學。在這三點上，當代的哲學家們最為清醒。

哲學家鄔昆如用「定位宇宙、安排人生」八個字來形容哲學的價值。哲學家胡塞爾有一本哲學專著，書名就叫《哲學作為嚴格的科學》。哲學家李震援引托馬斯・阿奎那的觀點，把知識由低到高分為五個等級：感觀知識、經驗知識、技術知識、科學知識和形上學。

這裏的形上學，指的是整個哲學的核心部分。所以，哲學理所當然的地位居「由低到高」五個知識等級的最高層次。人們常說，「哲學是科學的科學」。這一說法與以上三位哲學家所講的，其精神完全一致。

2｜形上學是哲學的核心

方朝暉先生在其《思辨之神》一書的開頭，對哲學的含義是這樣概括的：「哲學這個詞有這樣兩種不同的含義……一種是指哲學在日常生活中被人們使用時的含義，另一種是指哲學作為一個專門的理論學科的含義。」它的意思是，就哲學的實用性而言，成功的哲學結晶，蘊含著千古不易、取之不盡的智慧，啟示著人們對世界、對人生的理解與認識。就知識論而言，哲學對於人類思辨能力的訓練，是哲學更重要的價值之一。所以，方先生還把思辨稱之為「理性土壤裏的自由之花」。

苗力田是中國學習中西醫的當代哲學大師。關於哲學與思辨，他講得更明確。他認為，思辨即理論思維，哲學在本質上就是思辨的科學。在他看來，古希臘哲學的精髓在於「愛智慧、尚思辨、學以致知」。他為《〈尼各馬可倫理學〉札記》起的另一個中文題目就是亞里斯多德的一句名言：「思辨是最大的幸福。」這是他在一生的哲學研究中，對哲學在訓練人的思辨，即提升人的理論思維能力上的意義，引人深省的體會。

鄔昆如在談到哲學的內容時是這樣講的：「知識論是哲學的入門，形上學是哲學的體，倫理學是哲學的用。」他還進一步強調：「形上學可稱之為哲學的核心，哲學中的皇冠。所以提到哲學，我們便不能疏忽提升人的理論思維能力的形上學。」

從亞里斯多德那時起，形上學包括和討論的主要內容有：其一，萬有（天地間自然而然存在的萬事萬物）的先在性、單一性。其二，界定萬有的第一原理（同一律、排中律、矛盾律）。其三，萬有的真、善、美原理（名實相符之謂真，物之所欲之謂善，物之自然、悅目之謂美）。其四，萬有的現實與潛能原理。其五，萬有生成、變動的因果律等。基於形上學討論的這些內容，中國不少研究西方哲學的學者也認為：「形上學是哲學的哲學，思想的思想，邏輯的邏輯，理性思維的法律。」可見訓練一個人的理論思維能力，形上學是不可不讀的。

所以，曾仰如在其《形上學》一書強調：「形上學是一切學問的基礎。學問的鞏固性、普遍有效性、合理性及確實性全基於形上學。是以形上學一被忽略、藐視，學術的進步及真理的揭發就無形中大受阻礙，人類的推理能力也普遍地趨於薄弱，知識界也將變成混亂不堪。各學科所研究的對象、範圍也認識不清，因而在學術界裏常有越俎代庖之事的發生。」相信認真學過形上學之後，中醫界對一百年來飽受越俎代庖之苦的歷史，必將產生與曾氏相同的震撼心扉的感慨和共鳴。

在哲學、形上學方面，今天的西方人遠比當代的中國人聰明得多。據美國的《多瑪斯學志》報導：美國每年有五百多本書籍及二十五種刊物問世，以專門介紹亞里斯多德、托馬斯・阿奎那的哲學體系，全國有一千以上的大學及研究中心傳授此學說。這對於「全面反傳統」、「砸爛孔家店」、「自掘文化祖墓」的近代中國人來說，是應當感到羞愧，並由此認真反思和自責的。

3｜近代對哲學的兩種偏見

第一，近代中國人對傳統哲學的偏見，要從「玄」字的理解說起。

中文裏的「玄」字，有奧妙、微妙之意。《老子》中的「玄而又玄，眾妙之門」，就是針對哲學的奧妙、微妙而講的。可見玄字用在哲學上，其本意完全是正面的、褒義的。但是在魏晉時期，玄學家的所謂名士們多以出身門第、容貌儀止和虛無玄遠的「清談」相標榜，從此使「玄」字被蒙上了負面的陰影。

而民間的占卜、命相、風水之客，又多以玄學自我包裝、自命不凡。如此一來，或懷有近代科學主義偏見者，或不究歷史、束書不觀、道聽塗說、遊談無根者，貿然憑一個被扭曲了的玄字，生出了許多「高論」。非議哲學（包括陰陽五行）、形上學，詬病《周易》、老莊……每每耳聞其荒誕，總令人哭笑不得。

第二，近代西方對哲學的偏見是，總以為哲學阻礙了科學的發展。當代的中國人也尾隨其後，搖唇鼓舌，擅生是非。

前面說過，哲學是科學的科學。所以哲學與科學的區別，只不過是不同層次、不同角度上的科學而已。這一點，馬克斯主義哲學其實已經講明白了。前面提到的馬克斯關於世界是物質的，物質是運動的觀點。放在實踐中來理解，那就是在世界上的萬事萬物中，有一部分人可以直接研究其內部的結構及其功能，有一部分人可以從其固有的自然而然的運動狀態及其過程來研究。

也正是因為這一觀點，馬克斯主義哲學才形成了辯證唯物主義和歷史唯物主義這樣兩種概括或分類。

這裏再做一些引申：「唯物主義」的「物」，即「物質」的簡稱。依照《列寧全集》關於「物質」的「客觀實在」的定義，「結構及其功能」是客觀實在，「運動狀態及其過程」也是客觀實在。所以毫無疑問，老子講的「萬事萬物」、「物質」和「物」這三個名詞，與馬克斯主義哲學中的含義是相同的，都是同一個「客觀實在」。這一前提既定，接下來的陳述便無可爭議了。

4｜哲學體系下的學科分類

前面曾提到，哲學包括了人們對自然、社會、思維等領域一般規律的認識。全部的社會科學和思維科學（包括邏輯學）就其研究對象而言，主要是運動著的狀態及其過程。這兩類科學裏的種種分支學科，無疑都屬於哲學體系之下的科學。

在自然科學領域裏，情況比較特別一些。一方面，以「物之事」的運動、變化的過程為研究對象的學科，屬於哲學體系之下的科學。

比如，自然科學領域裏的訊息論、控制論、系統論，物候學、氣象學、生態學、中醫學以及生物進化論等，都屬於哲學體系下的科學。

另一方面，有以「物之質」的形態、結構為研究對象的學科，屬於物理學、化學體系下的科學。至於物理學、化學體系之下的科學，在其總體上都必須接受哲學思想的指導，這是另一回事，在此無須重複。

所以從科學分類的觀點看，即使在自然科學領域，也沒有理由說出「哲學阻礙了科學發展」這樣的話。假如說哲學阻礙了哲學體系下的以「物之事」為研究對象的科學，那是滑稽之談——母親怎麼會阻止兒子的存在呢？假如說哲學阻礙了近代物理、化學帶頭的，以「物之質」的形態、結構為研究對象的科學，那是張冠李戴。應當質疑的是，物理和化學為什麼不在西方哲學成熟之前，不在西方原子論雛形提出之時，便成熟起來了呢？這是其一。

其二，既然「哲學阻礙了科學發展」，文藝復興後，物理和化學又是如何擺脫哲學的束縛，而逐步走向了輝煌的呢？相信對這兩個問題認真思考之後，「哲學阻礙了科學發展」這一偏見，將無地自容。

三、醫學面對的「人」和中西醫研究對象

醫學是為人服務的，因此無論中醫、西醫，所有的醫學家首先必須回答的第一個問題便是：「人」是什麼？這是一個十分嚴肅和複雜的科學哲學問題，絕非以「小兒科」之說與醫學家們取笑。

在當今，許多醫學工作者心目中的「人」，其實並非真實、完整的人。所以只有站在哲學的高度，醫學家才能真正懂得「人」，懂得自己究竟是從哪一個層次或哪一個角度，來研究人、認識人的。

1｜哲學是生命哲學和廣義的生命科學

「人」，這是哲學的根本出發點，也是哲學的最終歸宿。

第一，以哲學的範圍而言：哲學是以人為中心，研究人

與自然、社會、思維的關係，以及人生意義的學問。

第二，以哲學的功能與目的而言：哲學中的社會與思維領域，全部是以人為中心的學問；哲學中的自然領域，基本上是「人化了的自然」。因為人的能力所能瞭解到的自然，即以人為中心的「人化了的自然」。人的能力所不能及的自然，仍然很多很多。

第三，以哲學研究對象的特點而言：哲學所研究的對象，是以天然存在的萬事萬物。這些天然的存在，是不需要解剖為部分或片斷的；而人為地解剖為部分或片斷時，它就不是哲學研究的對象而成為分科之學的對象了。所以，呈現在哲學家面前的萬事萬物，其根本特點是天然存在的不斷變易的狀態及其過程；而事物變易的狀態及其過程，正是生命存在的本質屬性。

將以上三個方面的意思加以概括，可以說，從哲學的根本意義上看，哲學就是生命哲學。而生命哲學，就是廣義的生命科學。《周易》的「生生之謂易」如此，亞里斯多德、托馬斯・阿奎那的生成、變動皆如此。法國的本格森極力倡導生命哲學；鄔昆如說，哲學就是人學；而羅光更將他的哲學專著，直接命名為《生命哲學》。

由此可知，無論中醫還是西醫，有兩點是無可懷疑的：

第一，所有的醫學家都是研究和服務於生命的，這就注定了醫學家決不能忽視以生命為研究對象的哲學，以及哲學的出發點和歸宿。

第二，所有的醫學家必須回答的第一個哲學問題，即「人是什麼」。否則，無論中醫或西醫，都將無法定位自己的研究對象到底是哪一個層次，哪一個角度的「人」。

2｜中、西醫面對的「人」各不相同

筆者在《中醫形上識》裏提出，人作為天地萬物之靈，「具有形上與形下的二重性」。所以醫學家面對的人，可以概括出七個方面的屬性或特點：自然屬性的人；社會屬性的人；精神情志屬性的人；人的整體狀態的特點；人的組織器官層次的特點；人的細胞層次的特點；人的分子層次的特點。

因此，從研究對象來說，中醫主要研究了前四方面形而上的屬性或特點，西醫生物醫學主要研究了後三方面形而下的特點。

按照亞里斯多德、托馬斯・阿奎那關於「人是理性動物」的定義，人可以從四個層次來理解：

其一，人是實體的物。

其二，人是有新陳代謝能力的生物。

其三，人是生物中的動物。

其四，人是動物中唯一有理性的高級動物。

同樣從研究對象來看，西醫的長處主要表現在第一個層次，中醫的長處表現在後三個層次，突出的成功當然集中在第四個層次。

3｜中醫非存在不可

迄今為止，近代物理、化學的輝煌，就其價值而言基本上定位在非生命領域。而把物理、化學的觀念與方法引入生命領域之後，西醫所取得的最大成功是：它著重揭示了人在不同層次上的「物之質」的結構與功能。

值得注意的是：其一，儘管西醫藉助物理、化學方法可以把人解剖到組織器官水平、細胞水平、分子水平，但是在層層解剖的過程中，人在活的整體狀態意義上的生命和思維，統統不存在了。

其二，儘管組織器官、細胞、分子的所見也是廣義上的生命，但不能將其等同為天人相應的、整體系統的、動態平衡的，確切地歸屬於「動物門靈長目」的「人」。

其三，更不容忽視的還在於，西醫不僅不能用零散的細胞組裝成一個整體狀態的人，而且就連用幾個基因片斷連接出一個最簡單的病毒，西醫也做不到──它雖然可以把人肢解為各個層次的片斷，卻未能揭示出由片斷連接成人的真正原因，更未能闡明全部片斷與整體之間複雜的因果關係。

其四，由此我們完全有理由說，人類生命科學和醫學領域，絕非物理、化學獨占的領地；以人在整體層上的「物之事」為研究對象的，本質上屬於形上性的中醫，非存在不可。

四、在中西醫比較中釐正中醫的科學定位

看一門科學是否成熟，以下三條，缺一不可。一是特定的研究對象。二是特定、有效的研究方法。三是獨有的概念範疇體系。這三條，中醫都具備了。

1｜從中、西醫的定義看中醫

關於中醫學的定義，筆者有以下大同小異的表述。

講得全面、完整一點，應當這樣表述：中醫學是以整體層次上的症候為對象，以建立在哲學和系統論原理基礎上的

陰陽五行為方法論，所形成的以藏象經絡、病因病機為核心的醫學理論體系。

筆者在《中醫形上識》一書中，對中醫的定義是這樣概括的：中醫學是研究證候及其變化規律而形成的防病治病的科學體系；如果把研究方法也包含進去，中醫學則是以陰陽五行學說的理論、方法，研究證候及其變化規律而形成的防病治病的科學體系；如果從哲學和現代系統科學的角度上說，中醫學是以哲學和系統科學方法，研究整體層次上的機體反應狀態所形成的防病治病的科學體系。

對西醫生物醫學的定義是這樣概括的：以還原性科學方法，研究人的器官、組織、細胞、分子層次上的結構與功能，所形成的防病治病的科學體系。

在《中西醫之間的公理性原則和人類醫學革命》一文中，筆者又對中醫的科學定位補充解釋說：「中醫是哲學和系統論原理孕育的醫學科學。」

現存最早的中醫理論巨著《黃帝內經》，對其所建立的醫學理論體系是充分肯定的。比如，該書在《陰陽應象大論》說：「論理人形，列別藏腑，端絡經脈，會通六合，各從其經；氣穴所發，各有處名；谿谷屬骨，皆有所起；分部逆從，各有條理；四時陰陽，盡有經紀；外內之應，皆有表裏。」

德國漢學家 M. 波克特指出：「中醫是成熟的科學，而且在兩千多年前就達到了成熟科學的水準。」這句話，絲毫沒有錯。否則，經無數醫學家之手，歷近千年之努力而形成的《黃帝內經》，是不會用「各從其經」、「各有處名」、「皆有所起」、「各有條理」、「盡有經紀」、「皆有表裏」如此準確、鮮明、生動的詞語，做自我肯定的。

《黃帝內經》之後，兩千多年來中醫理論與臨床發展的實踐，也證明了這一點。

2｜中、西醫異同的再比較

有比較才有鑑別。為了在比較中進一步釐清中醫學的科學定位，這裏結合前面的討論，對於中西醫之間的共同之處與不同之處，再做一些概括。

中西醫之間的共同之處，可以概括為以下三點：

第一，中醫與西醫皆是科學，皆有確切、系統的、獨特的研究對象、研究方法和概念（範疇）體系。

第二，兩者所面對的，皆是人的生命過程中的客觀實在。

第三，兩者的醫學目的（或服務的對象）皆是人的健康與長壽，這個「人」皆由形上（或原形）、形下（或原質）兩方面特性相合而成。

中西醫之間的不同之處，可以概括為以下五點：

第一，就研究對象而言：

中醫研究的客觀實在是人在「物之事」意義上的運動、變化，或者「整體大於部分之和」的整體。故著重於生命過程中整體層次上的機體反應狀態及其過程。

西醫研究的客觀實在是構成人的「物之質」意義上的形態與結構，或者「整體等於部分之和」的各個部分。故著重於生命過程中整體層下的結構及其功能。

第二，就研究方向與方法而言：

中醫是朝著形而上的方向進行探索的。它著重運用了系統（綜合）性的研究方法，把「人」視之為因天道而成的「天然之物」，從整體的「物之事」出發，一步一步地探求其形上性的生成、變化的原理和規律。

西醫是朝著形而下的方向進行探索的。它著重運用了還原（分析）性的研究方法，把「人」視之為可以層層拆開與組合的器具，從整體層次以下的「物之質」出發，一層一層地探求其各個細節的結構以及功能。

第三，就各自理論體系的形成及其概念（範疇）的邏輯學特點而言：

中醫理論體系的形成著重運用了綜合—演繹的邏輯方法；其名詞術語基本上屬於抽象概念（或類比概念），即以「像什麼」來揭示其概念內涵。

西醫理論體系的形成著重運用了分析—歸納的邏輯方法；其名詞術語基本上是具體概念（或實體概念），即以「是什麼」來直接揭示其概念內涵。

第四，就科學的一般性分類而言：

中醫屬於哲學體系下的醫學科學，或者哲學與系統論原理孕育下的醫學科學。

西醫屬於物理學、化學體系下的醫學科學。

第五，就中、西醫以上四條「不同之處」而言：

這兩種醫學是科學「範式」彼此不同的醫學體系。在基礎理論上，彼此是不可通約性的關係。兩種醫學體系的相加，即兩種研究對象、兩類研究方法、兩個概念（範疇）體系相加之和，才是整個人類醫學基本內容的全部。所以在醫療實踐上，彼此是並存、並重，優勢互補的關係。

兩者之間絕不是一者輕、一者重，一者古、一者新的關係，也不是一者落後、一者先進，一者科學、一者不科學的問題。

以上所講的中西醫之間的共同之處與中西醫之間的不同之處，以及以往關於中、西醫的定義和解釋，都是從不同角度對中、西醫科學定位的總結和概括。

3｜中醫不能疏遠、偏離哲學和形上學

18 世紀的哲學家康德對自然科學忽視形上學的問題，強調指出：「自然科學以形而上學為先決條件。」19 世紀的哲學家黑格爾更為幽默地說：「一個有文化的民族沒有形而上學，就像一座廟，其他方面都裝飾得富麗堂皇，卻沒有至聖的神那樣。」失去科學定位而被扭曲為經驗療法的「中醫」，不論把它講得多麼「富麗堂皇」，豈不是「沒有至聖的神那樣」了嗎？

所以，中醫當前的最大危險是：

其一，本性上屬於形上性科學的中醫，疏遠了哲學，偏離了形上之思，便喪失了中醫的方法論。

其二，喪失了方法論之後，中醫的研究對象便被忽視、被丟棄了。

其三，由此，「中醫我是誰，我是從哪裏來的」這兩個基本的學術問題，便說不清、道不明了。

可見，造成當代中醫困惑的真正原因，全在於「疏遠了哲學，偏離了形上之思」這一條總根上。

五、名實顛倒的考據積習對中醫危害甚深

考據之學是人類傳統文化、科學發展的重要方法之一。

不論國內外的傳統文化與科學，皆是如此。在近代中醫學術研究上，名實顛倒、望文生義的所謂考據，直接扭曲了中醫概念（範疇）的原意，也對中醫學在當代歷史、文化、社會環境下的科學定位，製造了混亂。

1｜關於人類文化科學兩次高峰的大視野

人類文化科學的發展，先後出現過兩次高峰，而且只能是兩次高峰。這兩次高峰的主要特點是：

其一，第一次文化科學高峰在春秋秦漢之際，第二次文化科學高峰在歐洲文藝復興以後。

其二，前者是研究「物之事」形上屬性的科學為代表的時代，後者是研究「物之質」形下特點的科學為代表的時代。

其三，前一個時代以哲學的成功為標誌，後一個時代以物理、化學的成功為代表。

其四，前一個時代使人類的精神文化產品空前豐富，後一個時代使人類的物質文化產品登峰造極。

上述關於人類文化科學發展的歷史觀，以及對人類文化科學發展史的總體概括，是筆者在中西醫比較研究課題裏討論的重點內容。具體論證，這裏不做贅述。

2｜考據必須忠於義理、文章的名實關係

人們常說，天下學問之事，有義理、文章、考據三者之分。後世面對第一次文化科學高峰的產品時，在其義理、文章的傳承上，考據之學（包括疏、注、箋、證）至關重要。然而，考據不僅要有文字訓詁、版本和語詞校勘上的功夫，

更要有深厚的文化、歷史、哲學的功夫。從中國哲學上講，考據必須忠實於義理、文章內在的名實關係。這一點是絕對不可疏忽，不容動搖的。

「實」，指的是所研究的客觀實在，以及研究者對其本質屬性與特點的認識。「名」，指的是研究者用語詞（概念）對客觀實在本質屬性與特點的概括與表述。可見名與實的問題，同樣是科學研究上不可須臾疏忽的問題。

聯繫到科學研究的全過程，名與實的關係可從五個層次加以解析：

其一，科學研究的事實（或對象）。

其二，研究者的思考（思想與方法）。

其三，由研究而產生的思想成果。

其四，藉助於文字、符號、語言。

其五，形成表述該思想（或學說）的概念（範疇）體系。

此五個層次中，前三者屬於實，後兩者屬於名。

《莊子·逍遙遊》中說：「名者實之賓也。」就是說，實為主，名為賓。概念藉助語詞而形成。由語詞形成的概念，必須準確地反映事實以及研究者對事實的認識。

名與實的問題，是中國名家所研究的學問，也是中國哲學的重要內容之一。它受形上學思想的指導，與來自西方的邏輯學原則頗多相似。所以，對歷史文獻的名實關係的考證，是對義理、文章的闡述和解釋的重要一環。尤其對於第一次文化科學高峰時期的以哲學為基礎的義理、文章，考據者不僅要有深厚的歷史和文字語言功底，更要通曉道家、儒家、陰陽家、名家、墨家、法家等先秦諸子。

由此我們不難明白，對第一次文化科學高峰產生的中國古籍的考據，是一種極其重要而又十分難做的大學問。歷代註釋《黃帝內經・素問》者近兩百家，而備受推崇者，不過王冰、張景岳等幾個人。這一事實，也證明了我們這裏所講的道理。

3｜重名輕實、名實顛倒的考據積習

清代康熙時，大興文字獄。失去學術自由保護的讀書人，大量退身於經、史、子、集的疏、注、箋、證。時至乾隆、嘉慶年間，考據之風甚盛。在此期間，重視小學功夫，輕視哲學審視的考據，幾乎成為乾、嘉王朝以後普遍的治學傾向。從而導致學風頹廢，考據失實的現象常有發生。

中醫近代的衰落儘管原因複雜，但是因為這種重名輕實的考據之風，尤其「國學大師」貶中醫的「自己人打自己」的現象，令人尷尬、難堪至極。其中最典型的人物，當推俞樾與章太炎師徒二人。

俞樾與章太炎，都是清末民初名聲顯赫的國學大師。他們文字語言學的功底很深，考據方面的著作不少。他們或廣交朝野名流，或參與政治活動，所以社會影響也甚廣。他們雖不是專業中醫學者，但憑藉從語詞到語詞，從概念到概念的考據習慣，在中醫方面竟然各有專論。俞樾撰有《廢醫論》，章太炎也撰有《章太炎醫論》。他們從陰陽五行，到以藏象為核心的中醫基礎理論一概否定，成為近代國學大師敲響中國中醫喪鐘的代表人物。

出現這種國學大師貶國學的現象，其原因有四：

其一，受重名輕實考據之風的影響太深。

其二，對中醫的理論知之太淺。

其三，對傳統的哲學過於貧困。

其四，對新來的西醫太多迷信。

在解讀俞樾與章太炎兩人從語詞到語詞、概念到概念的所謂考據之前，這裏首先就中西醫的名、實、方法論，做一些簡要的比較和說明。

中醫研究的對像是形上之人，透過證候，把人的自然、社會、精神情志、整體狀態的諸般形上屬性，盡收眼底——這是中醫的「實」。以藏象經絡和病因病機為核心的概念（範疇）體系——這是中醫的「名」。以中國哲學為基礎的陰陽五行——這是中醫的「方法論」。

其中的五行，最具有典型性：它是世界上最早、最成熟的，就連古希臘的原子論也不可企及的哲學理論模型，也是世界上最具中國原創特色的，與近代貝塔朗菲系統論極其相似的一般系統理論模型。

其實這一方法論正是中醫理論體系不可能產生於西方，而只能成熟於中國的真正原因。直到今天，西方尚未能接受、理解中醫理論體系的事實，也證明了這一觀點。

西醫研究的對象是形下之人，透過解剖，把人在組織、器官、細胞、分子層次上的諸般形下特點，盡收眼底——這是西醫的「實」。

以生理、解剖、病理為核心的概念（範疇）體系——這是西醫的「名」。以近代物理、化學為基礎的觀念與方法——這是西醫的「方法論」。

可見，兩種醫學體系的名、實、方法論，各不相同。所以考據時必須以各自的實與方法論為基礎進行，才能真正理解其名所代表的義理、學問的含義和宗旨。

俞樾在其《廢醫論》以名代實的考據時，並不通此理。而且，他簡直是在倚老賣老、強作權威、捕風捉影。

比如，他依據《周禮》裏講「醫卜並重」，而以後世「卜漸滅而醫漸盛」的現象，提出「卜可廢醫不可廢乎」的質疑。又如，他依據《黃帝內經》「移精變氣論」一篇中「古無醫也，巫而已矣」的隻言片語，又據《世本》等書中巫醫並稱的說法，提出「古之醫巫一也，今之醫巫一也，吾未見醫之勝於巫也」的判斷。

再如，他不顧歷史與專業學術上的原因，搬弄《周官》、《黃帝內經》、《史記・扁鵲傳》在具體脈學上的不同說法，貿然提出「昔王充做《論衡》有龍虛、雷虛諸篇，曲園（俞樾的別號）先生本此而做脈虛之篇，脈虛之篇成，而廢醫之論決」。

章太炎在他的《醫論》中，對中醫的實和方法論全然不顧，把眼睛盯在語詞、概念和一些枝節上。他雖然算不得什麼近代科學主義者，卻完全以西醫為標準來論說中醫。他把中醫的「經脈」等同於西醫的「血管」，把中醫的「三焦」等同於西醫的「淋巴結」，把中醫的「陰毒」等同於西醫的「鼠疫」……他把矛頭直指中醫的藏象理論，提出「五臟附五行無定說」。因而批評《黃帝內經》和《八十一難》說：「所說臟腑部位經脈流注，多與實驗不相應」，「五行比傅者，尤多虛言」，「五行五運不可據也」……

他不懂五行是建立在哲學基礎上的一般系統理論模型，反而誤認為中醫的藏象是「五行比傅」。其實在這裏，用西醫的語詞、概念對號入座「比傅」中醫的，恰恰正是他自己。這種置研究對象與方法於不顧，違背名實關係，從語詞到語詞，從概念到概念的考據，顯然是對中醫理論體系的歪曲和竄改。所以，他完全不像一位國學考據大師，倒像一個固執、自負、狹隘的，專功替換概念、非其所是、是其所非的書蠹。

如果他能夠像馮友蘭、胡適那樣，胸中先一部《中國哲學史》或《中國哲學史大綱》做看家的學問，相信不會把《醫論》寫得那麼支離破碎，更不會以西醫的概念對號入座地歪曲和篡改中醫。

4｜重名輕實、名實顛倒的頹廢學風

發生在俞樾、章太炎師徒兩人身上的國學大師貶國學，自己人打自己的悲劇，他不是偶然現象。他們兩人在國學領域和政治場面上的雙重地位及其影響，大大助長了近代中醫學術研究中捨本逐末、棄中從西、名實顛倒、偷換概念，甚至狡言而不以理的頹廢學風。

一百年來，這種學風在學術界有增而無減，在中醫界尤其嚴重。中醫的概念（範疇）體系，長期陷於被顛覆、被質疑、欲揚棄的危機之中，中醫界的每一位學子對此都負有責任。

以上五個方面，著重圍繞中醫學的科學定位，從學術的角度進行了一些討論。在長達半個世紀的歲月裏，中醫學科學定位不清，中醫學術的混亂與衰落則在劫難逃。「口號中醫」的長期持續，正是其混亂與衰落的真實寫照。科學定位不清，導致了將中醫「連根拔起」的危險。而欲將中醫「從根救起」，就必須首先從中醫學的科學定位做起。

影響中醫學科學定位的因素很多，除了學術方面之外，還有其他深層的歷史、文化、社會的原因。即使這五個學術方面的討論，也只是筆者在「中西醫比較」的研究中，一些基本內容的框架性概括。更廣泛的討論，還有待一步一步地展開。故不揣愚陋，拋磚引玉，希望學術界同仁批評、指正。

參考文獻

〔1〕亞里斯多德著．吳壽彭譯．形而上學．北京：商務印書館，1997.

〔2〕亞里斯多德著．苗力田，李秋零譯．形而上學．台北：知書房出版社，2001，9—21.

〔3〕四書五經．長沙．岳麓書社，1991.

〔4〕朱熹．四書章句集注．北京：中華書局，1983.

〔5〕幹穆爾・伊諾克・斯通普夫，詹女田斯・菲澤著，丁三東，張傳友，鄧曉芒譯．西方哲學史．北京：中華書局，2006.

〔6〕周振甫．周易譯註．香港：中華書局（香港）有限公司，2002.

〔7〕丁福寧．多瑪斯形上學．台北：商務印書館股份有限公司，2007，110—126.

〔8〕楊沛霆，陳昌曙，劉吉等．科學技術論．浙江：浙江教育出版社，1985.

〔9〕文池．思想的精髓．北京：新世界出版社，2004.

〔10〕鄔昆如．哲學十大問題．台北：東大圖書股份有限公司，2005.

〔11〕羅光.中國哲學的精神．台北．學生書局，1990.

〔12〕鄔昆如．哲學入門．台北：五南圖書出版股份有限公司，2003.
〔13〕〔德〕胡塞爾著．倪梁康譯．科學作為嚴格的科學．北京：商務印書館，1999.
〔14〕李震．基本哲學探討．台北：輔仁大學出版社，2005.
〔15〕方朝暉．思辨之神．上海：復旦大學出版社，2007，1—13.
〔16〕曾仰如．形上學．台北：台灣商務印書館股份有限公司，1985，1—165.
〔17〕〔俄〕列寧．列寧選集（第2卷）．北京．人民出版社，1972.
〔18〕陳治維．影響世界的哲學家．台中：好讀出版有限公司，2003.
〔19〕鄔昆如．形上學．台北：五南圖書出版股份有限公司，2004.
〔20〕羅光．生命哲學．台北：學生書局，1985.
〔21〕李致重．中醫形上識．香港：奔馬出版社，2005，275.
〔22〕李致重．中西醫之間的公理性原則和人類醫學革命．浙江中醫藥大學學報，2006，6.
〔23〕傅景華，李生紹，董瑩等．中醫四部經典．北京：中醫古籍出版社，1996，7—10.
〔24〕鄭恩元．中醫是成熟的科學．科技中國，2005，12.
〔25〕李致重．中醫復興論．香港：奔馬出版社，2005，50—63.
〔26〕〔德〕康德．純粹理性批判．北京：商務印書館，1960，21.
〔27〕〔德〕黑格爾．邏輯學（上卷）．北京：商務印書館，1966，3.

〔28〕王夫子 . 莊子解 . 香港：中華書局（香港）有限公司，1989，1—10.
〔29〕趙洪鈞 . 近代中西醫論爭史 . 合肥：安徽科學技術出版社，1983，52—54.
〔30〕章太炎 . 章太炎醫論 . 北京：人民衛生出版社，2006.

（原載於《中華中醫藥雜誌》2009 年第 4 期）

附錄二

中醫要發展必須過三關

【提要】半個世紀以來，制約中醫發展的根源可以概括為三大難關。

第一是近代科學主義。它主張用西醫的觀念與方法解釋、改造中醫，將中醫推上了一條「不可能被西化的西化」歧途。

第二是近代哲學貧困。它使中醫學與自身的方法論相分離，導致中醫沒有釐清自己的科學定位，未能向這個時代正確地回答「中醫我是誰」、「我是怎麼來的」。

第三是非典型性文化專制。它是一種「操好心、辦壞事」的文化專制現象，將近代科學主義和近代哲學貧困的錯誤，從計劃經濟時期的管理體制上牢牢地固定了下來。

擺脫制約中醫發展的三大難關，必須以中醫的科學定位為突破口。並在此基礎上，牢固地確立起中醫的科學發展觀。中醫的科學定位釐清之日，就是中醫復興和人類醫學革命來臨之時，也是果斷終止「西化」中醫歧途，全面改革中醫科研與教育，徹底改善中醫醫療與管理之時。

中醫與西醫是兩種不同的醫學科學體系。兩種醫學的目的雖然都在於防病治病，但是兩者運用了不同的研究方法，並以人體的不同層次或角度，作為各自的研究對象。因此，所形成的概念（範疇）體系各不相同，治療原則與具體技術也各有特色。

半個世紀以來，人們一直執著地用西醫的研究方法，對中醫進行驗證、解釋、改造。因而使中醫的理論體系不斷遭到異化和肢解，使中醫的診療方式不斷朝著經驗化的方向倒退。人所共知，學術發展是事業發展的基礎。

基於這一原則：欲求中醫事業的發展，必先實現中醫學術的復興；欲實現中醫學術的復興，必先在人類科學的整體框架上明確中醫的科學定位；真正明確中醫的科學定位之日，才是中醫學術健康地走向復興之時。否則，復興中醫學術、發展中醫事業的種種努力，將很難從「決策盲目、專家盲從、群眾盲動」的困境中擺脫出來。為此，這裏談一些個人的觀點，請各界同仁討論指正。

一、制約中醫學術復興的三大難關

長期困擾中醫發展的因素，主要有三。即近代科學主義、近代哲學貧困和非典型性文化專制。這三條是影響中醫事業發展的瓶頸，也可以稱之為制約中醫學術復興的難關。

1｜近代科學主義

所謂近代科學主義，即以物理學、化學為龍頭的近代還原性科學的觀念與方法，作為評價中醫學術之是非，推進中醫學術之發展的至上信條和唯一標準。

眾所周知，文化是多元的，科學便不可能是某一家的專利——有哲學體系之下的分門別類的科學；有物理學、化學體系之下的分門別類的科學。人是複雜的，醫學便不可能是單一的——中醫著重研究了人的形上屬性，西醫著重研究了人的形下屬性；中醫主要以哲學為其研究方法，西醫主要以物理學、化學為其研究方法。

近代科學主義則認為，只有西醫才是唯一的醫學科學。它不承認中醫的科學理論體系，認為中醫只不過是一種經驗療法或者經驗醫學而已。它主張用西醫的觀念和研究方法來研究中醫，認為這樣做才可以使中醫科學化。它不顧研究對象不同，選擇的研究方法則必然不同的起碼道理，它也不顧不同類型的學科之間，研究方法必然不能相互交換的起碼常識。它所主張的中醫科學化，其實就是持續半個世紀以來的「中醫西醫化」（以下簡稱「西化」）。

第一位註釋《黃帝內經・素問》的唐・王冰曾經說過：「將升岱岳，非徑溪為，欲詣扶桑，無舟莫適。」固然無路登不上泰山，無船到不了太陽升起的地方。但是誰也不會駕上輪船登山，扶著枴杖渡海。

借用西醫的觀念與方法「西化」中醫之路，原本是一條「不可能被西化而佯作西化的莫須有的路」，但我們一走就是五十多年。從科學發展觀來看，這是典型的「科學對科學的誤解，文化對文化的摧殘」。

直至今天，人們還是下意識地「站在西醫的道理上來說中醫的事」，足見近代科學主義影響之嚴重，科學分類觀念之淡薄。以下舉一些例子，以資參考。

例 1：中醫科研基本「西化」

有研究資料表明：從 20 世紀 80 年代以來，各級學術管理部門審批的中醫科研課題，95%以上是以西醫還原性科學研究的方法，驗證、解釋、改造中醫的課題。這些研究，即習慣所講的「西化」。

筆者在《中醫形上識》中引用國家自然科學基金委員會「研究課題資助項目表」的資料顯示：「1988——2005 年在中醫與中西醫結合研究上的資助課題，共分四大類。即中醫基礎理論、中醫內科、中西醫結合基礎理論、中西醫結合臨床基礎……類別不同的研究課題，其研究內容雷同。」在這裏，分類不同是假，內容相同屬實，其實都是同一個「西化」中醫的模式。

例 2：中醫研究生教育幾乎全盤「西化」

20 世紀 90 年代之後，中醫碩士、博士研究生教育，大多被「西化」。

筆者在《中醫形上識》裏，將北京中醫藥大學 1980 年中醫教育史上的首屆研究生學位論文的題目，與 2004 年中醫博士研究生學位論文的題目做了比較。前者是 100%的中醫研究，後者是 90%以上的「西化」研究。這裏所舉並非孤立的一例，而是全國中醫藥研究生教育的通病。

例 3：中醫本科基礎醫學課程中西並行、西多於中

中醫教育從本科開始，基礎理論課程的設置就是中西並行、西多於中的狀況。

為什麼中醫這一個學科，要同時開設中醫與西醫兩個學科的基礎醫學課程呢？為什麼西醫的本科教育不這樣做呢？

2｜近代哲學貧困

造成中醫的近代哲學貧困，主要包括兩個方面。

其一，我們揚棄、遠離了中國傳統哲學。

其二，當代哲學也面臨著近代科學主義的衝擊。

哲學的根本特性，大體有四。

其一，哲學是研究一切事物共同規律的學問。

其二，哲學以天然之物的運動、變化的過程為其研究對象，並不是將其肢解而研究其局部結構。

其三，哲學是由理性思維而形成的學問，即按照邏輯思維的原理，由感性上升到理性以認識事物本質屬性的學問。

其四，哲學必須接受歷史的檢驗，並為實踐所公認。而我們的中醫，本來就是哲學和系統理論孕育下的醫學科學。

哲學貧困帶給中醫的現實是：中醫學與自身的方法論相分離；中醫隊伍的理論思維能力下降；我們至今不明確中醫在人類科學之林的定位；我們誤用西醫的研究方法曲解中醫 50 年，至今不思改進。正像「暖風熏得遊人醉，直把杭州作汴州」。在哲學貧困之下，我們變得不認識自我，不知自己身在何處，其實正是「夢裏不知身是客」、「直把西醫作中醫」了。所以，如若不能在哲學、科學史的思考中，準確地回答「中醫我是誰」、「我是怎麼來的」這兩個問題，中醫事業的發展就難以走出進退無據的困境。

這裏也舉一些例子，以供參考。

例 1：中國傳統哲學被污名化

在近代，中國人給自己的傳統哲學戴上了「封建」、「落後」的政治大帽子，籠統地劃歸到主觀唯心主義、客觀唯心主義、樸素唯物論、自發辯證思想之列。如此一來的後果是，近代中醫學術界科學研究方法論意識淡漠，對於「我是怎麼來的」缺少反思。

比如，陰陽五行理論本來是中醫方法論的核心，但是近代在這一理論上的遺憾最多。一方面，中醫自己不認識自我，懷疑、揚棄、廢除之聲不絕於耳；另一方面，對於和陰陽五行直接相關的現代新理論，缺乏應有的敏感性。

以錢學森為首的著名科學家在《開放的複雜的巨系統及其方法論》一文中，針對陰陽五行原理一針見血地指出：中醫學就是開放的複雜的巨系統。中醫學術界對此卻見寶不識，不知珍重，漠然置之。

例 2：用馬克斯列寧主義哲學對號入座解釋中醫不妥

作為國家主流意識形態的馬克斯列寧主義哲學，它以鮮明的立場反覆重申，自己是「工人階級的哲學」、「是資本主義社會階級矛盾尖銳化的產物，是工人階級根本利益的科學表現」。

所以，對生命科學和自然科學而言，它不可能是普通的原理。而 20 世紀 30 年代以後，中醫界以馬克斯列寧主義哲學對號入座地解釋中醫，幾乎成為一種時尚。楊則民的《內經之哲學檢討》，是最早的代表。

比如，中醫陰陽學說的核心，是「人以陽氣為本前提下的陰陽相互消長的關係」，它與馬克斯列寧主義哲學中「對立統一」原理相差甚遠。前者強調的是和諧、統一、互根和以平為期的原理；後者突出的是矛盾、對立、鬥爭的精神。前者重視陽氣在生命過程的主導作用；後者主張矛盾、對立才是事物發展的動力。

前者源於《中庸》裏「致中和」的思想；後者是來自社會科學裏以階級鬥爭為中心的學說。前者的陰與陽相當於彼此在 0 與 1 之間的相互消長、進退，彼此接近 0.5 時才是人體陰平陽秘的最佳健康狀態；後者的相互對立相當於負 1 與正 1 之間的互為兩極、不可調和。

人體的生命現象與此理完全不能比擬……當「陽氣為本」被忽略之後，當「相互消長」被曲解之時，則對《黃帝內經》的陰陽理論，造成了難以避免的誤讀。

例 3：經驗層次的規範導致中醫臨床水準倒退

在近代科學主義與哲學貧困之下，中醫從業者的理論思維素質隨之下降。比如，20 世紀 80 年代以後開展的中醫病症規範化研究，實質上是經驗（即感性、現象）層次上的「證候群」、「綜合徵」模式的借用。與中醫本來的「知識結構的規範」和「理論思維的規範」相差甚遠。

從認識論講，感性認識所見到的是事物的表象，理性認識才能揭示事物的本質。建立在中醫理論思維基礎上的辨證論治，即辨證求因、求機，審因、審機論治。而對疾病過程中病因病機的認識，就是對疾病本質的認識。所以當經驗層次的臨床診療被抬上「規範」的寶座之後，中醫的辨證論治便名存實亡。

這種以感性認識代替理性認識的「規範」，直接導致了當代中醫臨床療效的大幅度下降。

3｜非典型性文化專制

非典型性文化專制，指的是「操好心、辦壞事」這一類危害文化、科學發展的問題（這裏的非典型性文化專制，亦即本書第二章的「文化官本位現象」）。這種文化專制受官本位觀念的影響，出自發展、創新願望的長官意志，尾隨著近代科學主義和哲學貧困的氾濫，錯誤地將「西化」作為我國中醫發展的方向和道路。

1958 年 10 月 11 日「關於組織西醫離職學習中醫班總結報告」的批示是其代表——即一個「學術問題政治化」的非典型性文化專制現象的代表。

蜚聲國際的美國蘭德諮詢公司，從創立以來承擔過許多諮詢者交付的事關重大決策的研究項目。這些決策的研究，即今天所講的軟科學研究。

該公司曾有一個類似品牌特色的說法：令人最感驕傲的，是我們的研究結論往往與諮詢者原有的期望目標完全相反。所謂「最感驕傲」，是因為該公司嚴格信守學術自由以及與諮詢者沒有任何依附關係的獨立體制。所謂「完全相反」，是因為軟科學研究只尊重事實和事實內在的科學本質，而不理會諮詢者原有的任何想法。

由此可知，軟科學研究遵循的基本原則是：保持獨立、自由的學術精神，不做描繪期望目標或長官意志的水彩筆。

儘管我們目前還沒有像蘭德諮詢公司那樣的中醫軟科學研究機構，但從杜絕文化專制考慮，各項管理決策如能在學術自由的前提下，進行廣泛、深入科學論證，必將會少一些失誤，多一些可行性。

實踐表明，當代中醫學術發展方向與道路上的錯誤決策，已經造成了中醫醫療、教育、科研、管理嚴重「西化」的後果，成為困擾中醫復興的一大桎梏。也使《憲法》關於「發展現代醫藥和我國傳統醫藥」的規定以及「中西醫並重」的衛生工作總方針，長期被虛化、被擱置。以下仍然舉數例，供大家討論。

例 1：中醫行政管理職能劃歸不合理

1985 年新組建的國家中醫管理局，在其職能劃歸上既管理中醫，又管理中西醫結合。實質上是既負責中醫發展，又負責「西化」中醫。這種悖論式的管理體制，使新組建的各級中醫管理部門舉步維艱——客觀上形成了中醫管理部門，執行中醫「西化」的尷尬局面。

以往「中西醫結合」的目的，是要用西醫的還原論觀念和方法來整理中醫，最終統一為一種醫學。既然統一的觀念和方法完全是西醫的一套，那就在「西化」中醫的同時，也自我否定了「結合」。這在理論或實踐上，顯然是講不通的。而按照《憲法》精神，「中西醫結合」是兩種醫學體繫上的並存並重，兩者在臨床治療上的取長補短，優勢互補。所以「中西醫結合」其實就是「中西醫配合」。即中西工作者相互合作前提下的兩方面臨床優勢的配合。

如此一來，將「中西醫配合」的職能劃歸到衛生部，更有利於從中醫與西醫兩者的管理體制之上，全面統籌和協調。這也是按照《憲法》精神和「中西醫並重」的方針，理順我國醫療行政管理體制的基本環節之一。

例 2：「中醫病證診斷標準」嚴重失當

1994 年 6 月 28 日頒佈的《中醫病證診斷療效標準》（中華人民共和國中醫藥行業標準），與上面提到的病證規範化研究一樣，也是典型的「證候群」、「綜合徵」模式。因此這一「病證診斷療效標準」，仍然是以經驗、感性、表象層次上的認識，作為評判中醫診斷與療效的所謂「標準」。

如上所述，感性認識所見到的是事物的表象，理性認識才能揭示事物的本質。所以這一標準，其實就是「只要感官、不要大腦，抓住表象、丟掉本質，感性認識為主、理性思維靠邊」的標準。

從認識論講，這是一個大倒退的標準，一個充滿悲劇色彩的標準。而將這樣的標準在全國各級中醫院貫徹實施，必然導致中醫臨床療效的大倒退。當代中醫療效下降，它應當負主要責任。

例 3：「傳染病防治法」不完善

2004 年 8 月 28 日修訂的《中華人民共和國傳染病防治法》，其實是一部西醫防治傳染病法。眾所周知，2003 年春季中醫在防治「非典型性肺炎」中所取得的突出療效，已為世界所公認。一年多之後修訂的這部法規，沒有凸顯出我國醫療結構所獨有的中、西醫兩種體系並存並重、優勢互補、相互配合的特點，沒有為中醫防治傳染病的特色與優勢，在法規上留下足夠的發揮空間。

這部通過修訂的《傳染病防治法》顯然形成了中國對本國中醫的地位與作用的限制。正在討論制訂的全國「醫療衛生體制改革方案」一定要接受這一教訓，千萬不要像《傳染病防治法》那樣，再一次忘記了中醫。

基於上述近代科學主義、近代哲學貧困和非典型性文化專制長期支配著我國中醫發展的道路，統治著中醫醫療、教學、科研、管理的體制。它是半個世紀以來制約中醫發展的三大桎梏，它禁錮著人們改革的新思維，讓我們付出了「歷時五十載、上下三代人」的沉重代價。

今天，擺在我們面前的事實是：中醫的發展失去了自主性、科學性；中醫的理論在西化中異化、解體；中醫的臨床朝著經驗化方向倒退；原創型的中醫人才嚴重匱乏，而且僅存的這類人才多數處於邊沿化的狀況。

早在 1982 年衛生部主持召開的「全國中醫醫院和高等中醫教育會議」上，就提出「振興中醫」、「突出中醫特色」的號召。可惜沒有多久，便被「西化」潮流淹沒了。所以此時此刻，我們不能不沉痛地接受這樣的事實：半個世紀以來，中醫的醫療、教學、科研、管理，基本上是在錯誤的方向或道路上掙扎！

二、以中醫的科學定位為突破口

中醫的復興是一個複雜的工程，需要從體制改革與復興中醫學術兩個方面努力。按照生產力決定生產關係的原則，中醫學術的復興，決定著中醫事業發展。要緊的是儘快搶救瀕危的大熊貓，而不是忙著興建熊貓展覽館。所以要從思想認識上與管理體制上，逐步改革制約中醫學術發展的弊端。

而當前所面臨的重點是，突破制約中醫學術復興的三大難關，把中醫學術從桎梏下解放出來。為此，需要政府部門和社會團體牽頭組織，把學術的事情交給學者，以中醫科學學、軟科學研究開路，從中醫的科學定位研究上打開突破口。按照這一思路，以下談幾點看法。

1｜勇於超越現狀的中醫發展新思維

中國人應當明白：我們必須誠懇地面對上述「歷時五十載、上下三代人」的歷史，而換來的中醫學術真正衰落的沉痛代價。在這一問題上我們已經沒有退路了，已經不容許我們再徬徨和固執了。

面對中醫學術的衰落，中醫學子們懂得：中醫學術復興的重點，在於揭示其科學原理的基礎理論體系。圍繞這一重點，需要讓更多的人懂得：科學發現源於學者的求知慾和好奇心，思想自由和學術民主是其催化劑，「有心栽花」的唯長官意志，並非決定因素。我們還要讓眾多「重臨床、輕理論」的人懂得：中醫基礎理論體系的鞏固和完善，才是提高中醫臨床技術的前提條件和可靠保證。

幾十年來我們在中醫的學術發展上，尤其在中醫的科研工作上所做的，就像在黃塵蔽日的沙漠中一場沒有起跑線的田徑賽一樣。現在是應該反思，應該收場的時候了。為此我們一定要以 30 年前的「十一屆三中全會」的精神，在中醫學術與事業領域促成一種新理念、新氛圍。這就是：破除迷信，解放思想，崇尚真理，尊重科學，把學術交給學者，將中醫從根救起。

這是實現中醫復興藍圖中一項具有戰略意義的大事，切切不可等閒視之。

2｜以中醫的科學學研究帶領中醫事業走向繁榮

我們必須加強中醫的科學學研究，在此基礎上實事求是地確立起中醫的科學發展觀。這是突破三大難關，實現中醫復興的思想基礎。

我國倡導的科學發展觀，其核心是堅持實事求是的態度和一切從實際出發的原則。文化科學的發展，既要遵循這種態度和原則，也要有自身具體、特定的內容。科學發展的歷史表明，任何一門具體學科的發展，既是現代的，也是歷史的——是內在於傳統的歷史性的演進。所以，內在於傳統的歷史性的演進，這就是文化科學領域的科學發展觀。

中醫的科學發展觀，無疑是內在於中醫自身傳統的歷史性的演進。中醫學術的發展與創新，不可能告別自身的歷史與科學傳統。

告別中醫自身歷史與科學傳統的時候，就是將中醫「連根拔起」，走向衰落和滅亡的時候。在高揚科學發展觀的今天，這一點，人們尤其需要牢記。

3｜從中醫復興到人類醫學革命的未來發展大目標

中國人要明白：中醫是世界傳統醫學中，唯一具有成熟概念（範疇）體系的理論醫學。在世界上高度重視傳統醫學的今天，中醫的復興很可能成為推動人類醫學革命性發展的強大動力。中國在中醫工作上一定要多做成績，少犯錯誤，不辱使命。我們在思考中醫復興的時候，要有歷史的視野和整體的維度。

其意思是：欲知中醫的今天（現狀），先要知道中醫的昨天（近代）；欲知中醫的明天（未來），更要知道中醫的前天（源頭）。對於近代科學主義、哲學貧困、非典型性文化專制現象的長期羈絆，我們首要的任務是：全面、深刻地檢討昨天，果斷、徹底地超越近代中醫的「百年困惑」。

只有這樣，才可能實事求是地對待前天，客觀真實地認識今天，清醒明智地預見明天，承擔起人類醫學革命的使命。否則，我們主觀上儘管希望將中醫「從根救起」，但是因為起跑線的迷失，很可能滑向將中醫「連根拔起」的覆轍。那將是中國在人類醫學發展上不可饒恕的重大罪過。

4｜中醫的科學定位是關鍵性的戰略突破口

中醫的軟科學、科學學研究，必須以中醫自身的科學原理為前提，以中醫的科學定位研究為起點。

軟科學，一般指的是關於決策與管理的科學；科學學，即研究科學發展規律的科學。不言而喻，中醫的科學學研究是中醫軟科學研究的基礎；中醫的科學定位研究是中醫科學學研究的依據。

在中醫科學學研究時，對於中醫步入成熟科學以來的歷史，我們要虔誠地尊重，認真地學習，深入地研究，小心地求證。在回答「中醫我是誰」的時候，也要知道「西醫他是誰」；在回答中醫「我是怎麼來的」時候，更要知道西醫「他是怎麼來的」。

當人們在思想自由和學術民主的環境裏，從科學、哲學的基礎上明辨中醫與西醫的原理之後，中醫學的科學定位則不言自明。

半個世紀之前，由於中醫的科學定位不明，中醫學術隨之被科學主義、哲學貧困和文化專制所包圍。半個世紀之後的今天，欲突破制約中醫學術復興的三大難關，釐清中醫的科學定位，仍然是最為關鍵的突破口。

中醫的科學定位釐清之時，就是中醫復興和人類醫學革命來臨之時，也是終止「西化」中醫之路，改革中醫科研、教育，改善中醫臨床、管理之時。這就是科學的價值、科學的力量，無須解釋，也不容懷疑。

筆者在《中西醫之間的公理性原則和人類醫學革命》一文對此已經做了系統的論證。此時此刻，歷史正在期待我們由以往的「決策盲目、專家盲從、群眾盲動」中擺脫出來，期待我們由中醫的全面復興朝著人類醫學革命的目標邁進。看不到這兩條歷史的期待，我們就將成為人類醫學科學史上不可赦免的罪人。

三、結束語

本文討論至此，令人由然記起宋代哲學家程顥的兩句詩：「道通天地有形外，思入風雲變態中。」

這裏「有形」兩字，指的是有形有象的萬事萬物；萬事萬物之外，其實就是形而上了。故從形出發向上叩問，則自然走向了道；而道者，就是指示後人認識萬事萬物形上性的原理。

「思入風雲變態中」，體現了詩人直面複雜、多變的現實世界，熱情、坦然的入世態度。

可知學問造詣，有了形而上的思想境界奠基，自然會派生出求真務實的負責精神。本質上屬於形上性中醫學，欲求其復興，則更須如此。在制約中醫復興的錯縱複雜的困難面前，我們要有哲學和科學史的視野，也要有一批有道德、有學養的仁人志士為之淡泊名利、知難而上、不懈努力。具備了這兩條，歷史對我們這個時代的期待，相信一定會逐步實現。

參考文獻

〔1〕崔月犁等．中醫沉思錄．北京：中醫古籍出版社，1997，141—151.

〔2〕王冰．黃帝內經素問．北京：人民衛生出版社，1978.

〔3〕李致重．中醫形上識．香港：奔馬出版社，2005，245.
〔4〕錢學森等．一個科學新領域——開放的複雜巨系統及其方法論．自然雜誌，1990，3：3—10.
〔5〕華崗．辯證唯物論大綱．上海：上海人民出版社，1955.
〔6〕陳佑邦等．中醫病證診斷療效標準．南京：南京大學出版社，1994.
〔7〕李致重．中西醫之間的公理性原則和人類醫學革命．浙江中醫藥大學學報，2006—6—4（10）.

（原載於《中國軟科學》2009 年第 1 期）

附錄三

依據中醫的科學特點立法

——關於《中華人民共和國傳統醫藥法》（徵求意見稿）的意見

一個月來，筆者詳細研讀了《中華人民共和國傳統醫藥法》的「徵求意見稿」。「徵求意見稿」給人留下的第一印象，它好像是一部中醫管理法，或者一部中醫行政法。而對於中醫藥科學特色備受質疑的現實而言，這部《傳統醫藥法》應該是一部出發點鮮明的《中醫藥保護法》。

為此，這裏首先要就「徵求意見稿」所涉及的若干理論與現實問題，談一些意見和建議。

一、在立法的根本出發點上，不應出現自相矛盾的提法

國家制定中醫藥法的根本出發點，無疑是為了保護中醫學術的特色與優勢，以保障中醫事業的復興與發展。

數十年來，儘管學術界和官方在許許多多文件中常常說：「中醫與西醫是兩種完全不同的醫學科學體系。」但是我國在中醫與西醫的本質特色問題上缺乏深層的比較研究，在中醫與西醫的科學界定（或定義）上至今仍然含糊不清。因而在中醫學術發展與事業管理上，「西化」中醫的錯誤觀念長期地滲透到醫療、教學、科研、管理以及中藥生產、經營的各個環節。無可避免地造成了中醫學術特色萎縮、臨床優勢削弱、發展勢頭低迷的嚴重局面。這在國家為研究中醫

立法的今天，是不可忽視和正確面對的首要問題。

人所共知，事業是以學術為基礎的。從科學發展觀而言，中醫立法所要保護和保障的重心，必然是中醫藥學術的特色和優勢。本法「徵求意見稿」的總則部分多處提出：「繼承和發揚傳統醫藥學，促進傳統醫藥事業發展」；保持和發揚中醫藥學的「特色和優勢」；遵循中醫藥學「自身發展規律」，實行符合其「特點」的管理等。

這些提法無疑是正確的。然而，第五十九條關於「中西醫結合是發展傳統醫藥的重要途徑」的提法，顯然與中醫立法的根本出發點自相矛盾。而且這種自相矛盾的問題，在「徵求意見稿」中多處存在。

既然「中醫與西醫是兩種完全不同的醫學科學體系」，不言自明，中醫與西醫各自具有不同的特色和優勢。也就是說，中醫的特色和優勢，不同於西醫的特色和優勢。據此，如果說中西醫結合是發展傳統醫藥的重要途徑，那麼同樣應當說中西醫結合是發展西醫西藥的重要途徑。

然而奇怪的是，數十年來醫學界從來沒有見過中西醫結合是發展西醫西藥的重要途徑的提法，而有的只是發展中醫的重要途徑。這就無可辯駁地表明，人們潛意識中「中西醫結合」的真正含義，其實就是在「結合」名義下的「西化」中醫。這也進一步表明，中醫學術問題上的種種歷史性錯誤，其實就是在所謂的「重要途徑」掩蓋下而鑄成的。這裏不禁要問：為什麼長期把「重要途徑」當作口號或棍子，而至今卻拿不出其可行性、可持續性的科學根據呢？

德國漢學家 M.波克特教授最近又一次指出：「中醫是成熟的科學，而且在兩千多年前就達到了成熟的水準。」奇怪的是，居然也有許多中國的中醫們對中醫的科學性表示懷疑。在國家為復興中醫而立法的時候，中醫界應當對照M.波克特教授的話認真反思、迅速覺醒，並且真正理解中醫是成熟的科學，而不是西醫的附屬品。為了杜絕「西化」中醫歷史錯誤的重演，必須將中西醫結合是發展傳統醫藥的重要途徑這一錯誤提法，從中醫立法中徹底刪除掉。否則，將背離國家為保障中醫發展而立法的「根本出發點」而走向其反面。

為了進一步說明上述觀點，下面從文化科學的理論層面，做一些必要的補充。

二、中醫藥學的特色和優勢，是中醫立法的根本科學依據

中醫與西醫一樣，各自都包含著科學理論、臨床技術、臨床經驗三個層次的知識內容。而各自的科學理論部分，是表述兩種醫學觀念、原理、方法的概念範疇體系，代表著各自最本質、最核心的特色和優勢。所以，從中醫基礎理論入手，明辨中醫不同於西醫的特色和優勢，是中醫立法的根本的科學依據。

在科學上，學科的定義是關於本學科特點和本質屬性的高度概括。從中、西醫的定義而言，中醫藥學可以表述為：以陰陽五行學說的理論、方法，研究證候及其變化規律而形成的防病治病的科學體系。如果從發展的眼光用現代術語來講，中醫藥學可以表述為：以系統科學的理論、方法，研究整體層次上的機體反應狀態所形成的防病治病的醫學體系。

而西醫生物醫學的定義是：以還原性科學的理論、方

法，研究人的器官、組織、細胞、分子層次上的結構與功能所形成的防病治病的科學體系。上述定義，是歷經十餘年研究、思考的結晶。從科學、哲學、邏輯學上講，這兩個定義相信不會有原則性的錯誤。

按照美國科學哲學家托馬斯・庫恩的「不可通約性」原理，中醫與西醫的研究對象和研究方法不同，各自的概念（範疇）體系也就不同，因此中醫與西醫自然是範式不同的兩種醫學科學體系。這兩種醫學之間，其實是最典型的「不可通約性」的關係。而「不可通約性」，也就是庫恩所說的「不可翻譯性」。所以，中醫特色、優勢的保持與發展，絕不是用西醫的觀念、方法加以驗證、改造所能辦到的。按照庫恩「不可通約性」、「不可翻譯性」的原理，「重要途徑」之說，必須休矣！

在中、西醫的定義和中、西醫不可通約性關係的基礎上，筆者透過長期研究，關於中、西醫關係的六點結論，可謂公理性原則。現將《中西醫間的公理性原則》一文的有關內容抄錄如下：

第一，《易經》關於「形而上者謂之道，形而下者謂之器」的論斷，是人類科學史上最早、最準確的科學分類原則。因為人們所觀察到的客觀世界，不是事物的運動過程，就是物質的形態結構；不是事物運動的時間特性，就是物質結構的空間特徵。從古到今，僅此而已。因此需要重申：

只要地球不毀滅，萬事萬物呈現在人們面前的形上與形下兩類研究（認識）對象，將不會改變；人們研究（認識）萬事萬物而產生的形上與形下兩類科學的總體格局，也將不會改變。

第二，人是天地萬物之靈，與天、地並列為「三才」；天、地是極其複雜的，人也是極其複雜的；天地萬物分為形上與形下兩大類，人則有形上與形下二重性。而且在天地萬物中，人的二重性最全面、最突出、最典型。因此需要重申：

只要地球不毀滅，只要人類尚存在，人的形上與形下二重性就將不會改變；人類醫學上形上與形下兩種科學體系的格局，也將不會改變。

第三，中醫是以綜合（系統）性方法研究人的形上（原形）屬性而形成的醫學科學體系；西醫生物醫學是以分析（還原）性方法研究人的形下（原質）屬性而形成的醫學科學體系。因此面對人類醫學未來的發展需要重申：

只要「人的形上與形下二重性」，只要亞里斯多德的「原形」與「原質」原理，只要「綜合與分析」兩類研究方法——此三者中任何一者所包含的兩個方面不可能合二為一，醫學中並存的中醫與西醫兩者，就不可能合二為一。

第四，形上與形下兩種醫學在科學層面上的差異，是各自的本質特長之所在，也是各自不可避免的侷限性之所在。彼此的特長和侷限性，也反映在各自的臨床技術與臨床經驗層面上。因此需要重申：

面對各有特長和侷限性的中醫與西醫，在醫療實踐中發揚兩者所長、避免兩者所短、組合最佳療效、攜手造福人類的明智選擇，只能是「中西醫配合」。這種「配合」，不同於將兩種醫學「合二為一」的「中西醫結合」。而且這種「配合」必將是長期的，甚至是永遠的。其具體含義是：中醫與西醫在科學理論層面上並重並存；在醫療技術層面上優勢互補；在臨床經驗層面上相互借鑑。

第五，當代生命科學和醫學科學上的最大偏見和失誤有三：其一，企圖把複雜的、活著的、形上與形下二重性的人，與人所製造的、簡單的、非生命的、形下性的機器相混淆。其二，企圖把複雜的、形上與形下二重性人的生命過程，統統歸結為物理學、化學的現象來解釋。其三，企圖把以物理學、化學所代表的分析（還原）性的科學觀念與方法，作為實現「中醫現代化」、「中西醫結合」的至上信條和唯一標準。在依據中醫與西醫的定義揭示上述偏見和失誤之後，這裏尤其需要重申：

只要今後人類不用物理學、化學的方法合成或者製造出生命，西醫就不可能解釋生命科學領域的全部課題；只要西醫不可能離開物理學、化學的觀念和方法，它就無法克服自身的侷限性；只要西醫存在一天，中醫的存在不僅是合理的，更是必須的。

第六，中醫的全面衰落不僅是學術問題，也是社會問題和管理問題。基於上述公理性原則，這裏還需要重申：

當代中醫工作上的基本任務必然是：醫治中國人的傳統文化自卑症，重樹中醫的科學信念；尊重中醫的原理和特點，營造「和而不同」文化科學氛圍；保護學術民主、學術自由，倡導學術爭鳴，實現中醫的全面復興；以中國《憲法》「發展現代醫藥和中國傳統醫藥」的規定為準繩，首先在中國要全面革除中醫學術與事業中一切形形色色的違背科學和違背憲法的行為。

這裏所引述的六點結論或公理性原則，是 1982 年「衡陽會議」以來，筆者在中醫科學學、軟科學研究成果基礎上而揭示的。時值國家為了中醫的復興與發展，採取積極、務實的措施，透過立法以保護中醫之際，謹將這些概括或結論奉獻給學術界。希望借此集思廣益、達成共識，豐富和完善制定本法的科學依據。

以中醫內在的科學規律和特點為依據，是科學發展觀在中醫立法上的完整體現。「徵求意見稿」總論中關於中醫「立法的根本出發點」，應當基於「中醫內在的科學規律和特點」。「徵求意見稿」總論以下的各條具體規定，也應當以此為根據。

三、要徹底澄清模餬口號背後的「潛台詞」

長期制約中醫學術發展的最大問題，是滲透在中醫臨床、教學、科研、管理以及中藥生產、經營各個領域的「雙重學術標準」。所謂「雙重學術標準」，就是既承認中醫是獨特的醫學科學體系，又將西醫的觀念、方法，作為發展中醫的至上信條和唯一標準。所以「雙重學術標準」是違背科學普遍原則的一個大怪胎，一個大悖論。

半個世紀以來，正是在這個「雙重學術標準」的掩蓋下，將中醫界主張按照自身科學規律來發揚中醫特色和優勢的觀點，與主張按照西醫的觀念、方法、標準而對中醫進行改造或「西化」的觀點，長期捆綁在一起。然而，中醫與西醫完全不同的兩種「學術標準」，半個世紀以來真正通行無阻的，只是改造或「西化」中醫的哪一種標準。直到為中醫立法的今天，「雙重學術標準」這個大怪胎、大悖論，並沒有在「科學發展觀」的基礎上及時加以剷除。

長期以來，中醫界為了化解「雙重學術標準」所帶來的矛盾、衝突，形成了許多離奇的、旨在調和矛盾而含義模糊不清的提法或口號。

這些提法或口號，在「徵求意見稿」中隨處可見。比如，「繼承與創新相結合」，「積極利用現代科學技術、推進傳統醫藥現代化」，「現代教育方法與傳統教育方法相結合」，「實行院校教育與師承教育相結合」，「鼓勵運用傳統方法與現代方法」等。每一個內涵模糊的提法或口號的背後，都隱含著一種約定俗成的潛台詞。

「徵求意見稿」第六條中「繼承與創新相結合」，是由以往的「要處理好繼承與發展的辯證關係」演變而來的。本來，「發展是內在於傳統的歷史性演進」，「繼承與發展本來就是內在的統一」。而中醫界把處理好「繼承與發展的辯證關係」視為一個大難題的真正原因，是長期以來「繼承靠中醫，發展（創新）靠西醫」這一悖論性的論調所造成的。所以，這裏「創新」二字的潛台詞，無疑是「靠西醫」。

「徵求意見稿」第六條「積極利用現代科學技術，推進傳統醫藥現代化」中的「現代科學技術」，通常指的是現代分析、還原性科學、技術。也包括現代醫學（即西醫）的觀念、方法或技術標準在內。而中醫所需要的，卻是與自身屬於同一類科學裏的現代綜合性、系統性科學的觀念、方法或技術標準。

在以往的各種官方文件裏，從來沒有明確地講過對中醫而言的「現代科學技術」，就是「現代綜合、系統性科學的觀念、方法或技術標準」這樣的話。因此在「徵求意見稿」裏，「傳統醫藥現代化」背後真正的潛台詞，還是「中醫西醫化」。人們習慣上把它稱之為「西化」。

「徵求意見稿」第二十四條「現代教育方法與傳統教育方法相結合」中的「現代教育」，其實指的是現行的「亦西亦中」、「中西課程雙管齊下」的教育形式。其中「傳統教育」，是直指歷史上以中醫課程為本的「師承教育」（即「以師帶徒」）形式。按理說，教育的首要問題是內容，其次才是形式——因為內容決定形式，形式服從內容。所以，中醫教育的核心是合理的知識結構前提下的課程設置問題，即按照先後順序教給學生哪些知識內容的問題，而不是「現代」或「傳統」的教學形式問題。

在當代人們的觀念裏，「傳統」隱含有「落後」、「過時」之意。所以二十四條將中醫教育上「形式」和「內容」的關係顛倒之後，「現代教育方法與傳統教育方法」背後的潛台詞，還是基於對現行的「亦西亦中」的中醫教育的保護，或者對改革中醫教育內容問題的徘徊。

「徵求意見稿」第二十四條「實行院校教育與師承教育相結合」之說，沒有任何意義。「師承教育」的形式，與當今研究生教育的形式基本相同。在當今的「院校教育」中，其實早已經「結合」了。問題的關鍵還是前面所說的，如何借鑑以往中醫「師承教育」中科學、合理的課程設置與教學方法，來改進當今的「院校教育」。這一點，恰恰在「徵求意見稿」中沒有體現出來。

「徵求意見稿」第三十條「鼓勵運用傳統方法與現代方法」之說的潛台詞是：中醫自身的方法是「傳統方法」，而現代分析、還原性科學（包括現代醫學）的方法是「現代方法」。這裏的本質問題是：用「現代」和「傳統」兩個含義模糊的口號，把「現代科學」與「傳統科學」裏既都有分析、還原科學，也都有綜合、系統科學的事實，人為地抹殺了、扭曲了。幾十年來中醫藥的科研工作，就是在這些概念不清的口號之下，持續不斷地在「西化」的死胡同裏，重複著南轅北轍、不能創新的所謂「研究」。

因此，當上述概念不清的口號進入國家中醫法之後，原本為了保護、保障中醫學術和事業健康發展的國家中醫法，便隨之成為「雙重學術標準」的保護傘，成為中醫發展的緊箍咒。

四、「中西醫結合」的提法不科學

自 20 世紀 50 年代出現「中西醫結合」這一概念以來，至今沒有規範的定義或解釋。常見的說法至少有 9 種以上，「徵求意見稿」中也有 4 種之多。作為一部國家的法律，這種一詞多義的現象，不允許存在。

第一，「徵求意見稿」第二條在解釋「傳統醫藥」時說：其內涵「包括中醫藥、民族醫藥和中西醫結合。」

如果把「傳統醫藥」這一概念從學科或學術的角度來解釋，那麼，「中西醫結合」不是相對獨立、成熟的醫學體系。它不能與中醫藥學與民族醫藥學相並列。

如果把「傳統醫藥」這一概念從事業角度來解釋，那麼，「中西醫結合」不屬於中醫事業範疇之內的事。在中醫與西醫兩種主流醫學並存的前提下，科學地組合中國特有的醫藥資源，實現兩種主流醫學的有機配合、優勢互補，是整個中醫與西醫事業之上共同的整體性的任務。所以這項任務如何管理、如何保障，應當在另一項國家法規中解決，不屬於本部中醫法規涵蓋的範疇。

第二，「徵求意見稿」第四條寫道：「實行中西醫並重的方針，促進中西醫結合。」

我國「中西醫並重」的衛生工作總方針，是針對中醫與西醫兩者的關係、地位而言的。在「中西醫並重」的前提下，中醫與西醫的關係應當是「和而不同」原則下的「中西醫配合」。而這裏的「中西醫結合」，強調的是「合二為一」的意思，與「並重」的宗旨相衝突。關於「中西醫配合」，前面已經有明確的界定。它與「結合」名義掩蓋下的「西化」中醫的「中西醫結合」，含義完全不同，不可混淆。

在兩種「不可通約」的醫學科學之間，人為地規定「把中醫中藥知識與西醫西藥知識結合起來」，「創造統一」的醫學體系，不符合不同學科相互關係及發展的原則。這一點，前面同樣有明確的結論。如果繼續沿用「西化」中醫的「中西醫結合」之說，界定我國中醫與西醫的關係、地位，更與國家「中西醫並重」的衛生工作總方針相違背。

第三，依據前兩點分析，「徵求意見稿」第九章關於「民族醫藥與中西醫結合」的標題，可謂不倫不類。

因為不論從學術、事業的角度看，還是從中醫與西醫並重的角度看，「民族醫藥與中西醫結合」之間都不是相互並列的關係。因此，不能用同一個標題並列在同一個章節之中。

第四，「徵求意見稿」第五十九條中關於「中西醫結合是發展傳統醫藥的重要途徑」的提法，是從「文化大革命」時「中西醫結合是我國醫學發展的唯一道路」之說蛻變出來的。

上面已經提到，將「中西醫結合」視為是發展中醫藥的「重要途徑」，與「徵求意見稿」總則中「遵循自身發展規律」，「保持和發揚傳統醫藥的特色和優勢」相互矛盾。如上所述，「中西醫結合」，也就是「西化」中醫。把這一歷史的錯誤以國家法規的形式保護下來，當然是不能容許的。

五、應當突出國家在中藥材道地化生產中的主導作用

中藥材是生產中藥飲片和中成藥的原料，中藥材的生產不規範，飲片和成藥的質量必然失控。所以中藥材的質量問題，是中醫生死存亡的關鍵之一。國家中醫法應當把保障中藥材的質量問題，作為重點之一，從嚴加以規定。

我國近代在中藥材生產質量問題上，有過兩次重大的失誤。一次是 1958 年「大躍進」時。當時，為了緩解中藥材供應的數量不足，盲目提出「打破非地道藥材不處方、不經營」的「迷信思想」，並要求在短期內全面「實行就地生產，就地供應的方針」。二是「文化大革命」中。那時一方面無

視中醫的科學性，把中醫視為「一根針」、「一把草」那樣原始的初級的醫療活動；另一方面盲目提出「自採、自種、自製、自用」和「多比少好」的口號。因而進一步加劇了中藥材質量和臨床療效的危機。

由於無視科學和重數量、輕品質的錯誤，給中醫藥造成的最大惡果是：幾千年來在「道地觀念」基礎上的中藥材品質標準，在我國幾乎名存實亡；中藥飲片、中成藥的品質問題，事實上已經喪失了前提性的標準。

更可怕的是：由於中藥品質的下降、無序、失控，進一步導致了中醫的臨床療效嚴重下降、學術信念空前動搖，發展潛力明顯不足。這一點，在本次中醫立法時沒有引起足夠的重視。

比如，「徵求意見稿」第三十五條在強調野生中藥材「最大持續產量」的同時，沒有把中藥材的質量管理、地道化生產，作為重要的內容加以關注。而且，該條中鼓勵「引種」和「人工種養」，與「地道性」之說矛盾。在目前情況下，至少應當把「引種」和「人工種養」，限定在「地道化」的原則之內，由國家統籌，規劃生產、規範管理。這是改變當代中藥質量下降、無序、失控問題，一條可操作、可持續發展的出路。

又如，「徵求意見稿」第三十九條中「自採、自種、自用」之詞，顯然是把「文革」中的錯誤當作「好傳統」來對待。將出台的國家中醫藥法中，至少應當明確寫進「在符合地道性原則下，謹慎採取「自採、自種、自用」的規定。

再如，「徵求意見稿」第三十六條「有毒傳統藥飲片」一句中，「有毒」二字使用欠當。中醫使用的中藥定位在病理人群，定性在治療作用，故將臨床功效稱之為「毒」；而社會上講的有毒之物定位在健康人群，定性在摧殘生命，將對人有害稱之為「毒」。前者要強調合理使用，後者則必須明令禁止。兩個「毒」字，別在天壤。但是「徵求意見稿」，將兩者的界限混淆了。

六、應當以統一的學術標準，界定「醫師」

「徵求意見稿」第十九條關於「執業醫師」、「鄉村醫師」、「民間醫師」的分類，是沿襲過去的習慣而來的。這些提法不是學術標準，隱含著地位、身分歧視，也與「建設新農村」的目標相左。尤其本法沿襲這些提法，是極不恰當、不合理的。

醫師是學術職稱，學術面前人人平等，故醫師莫分「鄉村」、「民間」。醫師服務的對像是病人，享有醫療服務面前人人平等，故病人莫分「鄉村」、「城裏」。城鄉是居住環境的概念，在醫療資源分配、使用上，也應力求城鄉平等。隨著社會的進步，這些原則在中醫立法時應當高度重視。

當前，我國現在平均每千人擁有的中醫，大約為 0.25 名，人才資源明顯不足。如何規劃、組織、分配、使用、開發各種中醫藥資源（包括人才資源、學術資源）方面，在本法中應當加以充實。

七、關於本法的結構及表述問題

「徵求意見稿」總則第一條明確指出：「為弘揚民族優秀文化，繼承和發揚傳統醫藥學，促進傳統醫藥事業的發展，保障公民健康，根據憲法，制定本法。」這裏講的是本立法的目的和意義。由此聯繫到，國家沒有西醫和其他學科的立法，而突出地為中醫立法，則足以說明中醫立法的根本目的，在於對生存維艱、瀕臨消亡的中醫藥學的保護。因此，這一部中醫法，實際上就是一部防止中醫藥消亡，促進中醫藥復興的保護法、保障法。所以這裏應當注意的是，要把立法與司法、執法的關係區別開。

基於這樣的理解，本法應當以忠實於中醫藥的科學本質為依據，以中醫的醫療、教育、科研、管理以及中藥的生產、經營為重點，做出相應的，明確、具體、可操作的立法規定。

比如，「徵求意見稿」第十、十一、十二章中關於「保障措施」、「監督管理」、「法律責任」的內容，均屬於執法、司法方面的內容，與「防止中醫藥消亡，促進中醫藥復興的保護法、保障法」的立法宗旨不一致。而且，既然第八十八條中有「國務院及其有關部門應當在職權範圍內，為實施本法制定行政法規、規章、具體措施和辦法」這類司法、執法方面的說明，那麼，刪去本「徵求意見稿」中第十、十一、十二章的條款，既避免與國務院及有關部門法規、規章的重複，也更有利於突出本法的宗旨。

再如，「徵求意見稿」第二十三條中說：「國家建立健全傳統醫藥教育體系，鼓勵多層次、多管道、多形式發展傳統醫藥教育。」第二十六條又說：「開展不同層次的師承教育。」這裏的「多層次、多管道、多形式」、「不同層次」的提法不妥。常說：多中心則無中心。在「多層次」、「不同層次」這樣的表述中，「多」和「不同」都必須是具體的、確切的。在法規中，不宜用這類型容詞或虛詞。如若不能具體的、確切的說明「傳統醫藥教育體系傳統醫藥教育體系」到底有哪幾個層次、哪幾條管道、哪幾種形式，這樣的立法便失去了指令性、準確性和可操作性。

八、關於「名詞、術語的解釋」問題

「徵求意見稿」附則第八十七條，是收錄有關名詞、術語的解釋的。

應當肯定，從 20 世紀 50 年代以來，國家對中醫藥的發展是十分重視和支持的。然而，學術界對於什麼是「中醫」、「中藥」、「中西醫結合」、「中醫現代化」等核心名詞、術語，至今沒有拿出確切的定義或解釋來。甚至對「科學」這一形影不離的概念，理解或解釋仍然十分偏頗。半個多世紀過去了，不得不承認的現實是：在國家的十分重視和支持之下，中醫藥的特色與優勢，的確在「西化」中日趨萎縮了。當今，在國家為保護中醫特色、保障中醫發展而立法時，學術萎縮這一教訓更應當引起高度的重視。

誠如上述：本法中核心性名詞、術語的規範解釋，對於各條款的準確表述和理解是至關重要的。前面之所以強調「從中醫基礎理論入手，明辨其不同於西醫的特色與優勢，是中醫立法的根本的科學依據」，因為中醫基礎理論是表述中醫科學原理的部分。所以必須從中醫的科學原理出發，對本法涉及的諸多核心性的名詞、術語首先加以規範。倘若連核心性的名詞、術語都做不到規範，中醫立法的科學性、正確性、權威性就存在質疑。

本著立法的科學性和民主性原則，建議「徵求意見稿」中「有關名詞、術語解釋」部分的具體內容，在學術界廣泛徵求意見。必要時，採取學術研討、論證的形式，廣開言路、廣開才路，擇善而從、達成共識。只有使《中醫藥法》深深地植根於中醫的科學特色與優勢之中，才是成功地制訂本法的根本保證。

九、最後的意見與建議

綜合以上八個方面的意見和建議，反映在中醫學術與事業上的主要問題，可以概括為兩條：

其一，忽視中醫的科學特色，缺少完善的法制建設。

其二，主觀意志和「口號行政」，取代了中醫的科學管理。

長期以來，主觀意志派生了模稜兩可的口號；模稜兩可的口號掩蓋了「雙重學術標準」；「雙重學術標準」助長了中醫在「西化」中的全方位蛻化；中醫的「西化」和蛻化阻礙了國家《憲法》和衛生工作總方針的全面貫徹和落實。儘管《憲法》關於「發展現代醫藥和我國傳統醫藥」的規定以及「中西醫並重」的衛生工作總方針頒佈許多年了，但因為種種模稜兩可口號的頑固抗拒，卻長期被束之高閣。

前不久，中國中醫研究院更名為中國中醫科學院。這當然是中醫界盼望已久的事情。但是，更名為科學院並不等於中醫科學地位的真正確立。人們有理由預見，如果「口號行政」和「雙重學術標準」的問題不解決，中醫科學院仍將邁不開發揚中醫特色與優勢的大步伐。

為此最後建議：現在制訂中的《中華人民共和國傳統醫藥法》，不應當是中醫事業管理法，更不應當是中醫行政管理法。它的立法宗旨應當是：在中醫藥學科學定位的前提下，為保護中醫藥學的特色與優勢，為保障中醫藥學遵照自身內在的科學規律健康發展，在《中華人民共和國憲法》(總則)的基礎上，做出相應具體的法律規定。因為有了中醫藥學的健康發展，中醫事業才有保證，行政管理才有依據。為此，現在擬議中的《中華人民共和國傳統醫藥法》，應當更名為《中華人民共和國中醫藥保護法》。以與我國《憲法》總則和我國衛生工作總方針的精神，上下保持一致。

「國家興亡，匹夫有責。」以上意見和建議，是對《中華人民共和國傳統醫藥法》2006年1月16日「徵求意見稿」的一些匹夫之見。誠呈於上，謹供參考。

（2006年4月15日寫於香港浸會大學，遞交國家中醫藥管理局法規司《中華人民共和國傳統醫藥法》起草小組）

附錄四

生於憂患

《岐黃學人》訪談實錄——採訪李致重老師

採訪者　徐麗麗

主持人：李老師，謝謝您接受我們編輯部的採訪，我們直入正題，想請問李老師您有怎樣的求學歷程和人生轉折？人生中哪些事情比較難忘？

李老師：說到人生轉折難忘的事，一時還想不起來有哪些典型、突出的事件。如果要說我這一輩子，從幼年起到現在，當然包括走進中醫殿堂以來的經歷，我覺得可以用兩個字來概括：憂患。

主持人：憂患意識。生於憂患，死於安樂？

李老師：的確可以說是生於憂患。用過去的階級觀點講，我的家庭出身不好，社會關係也多是如此。所以從小時候起，就知道觀察父母的臉色，是晴天還是陰天、多雲。因為父母各方面的壓力大，我從小就學會了幫大人做事，很少惹父母生氣。

我自認為頭腦還算好，上學以後，考試總在前頭。讀中學時，暗地裏一直有一個想法，將來非清華大學和北京大學不上。可是後來，竟然連普通大學也與我無緣。

從初中之後，我在求學唸書的過程中，經歷了三次挫折，其中兩次中途輟學。都是因為「階級」的原因，或者社會的原因。

初中畢業時，老師和學校推薦我上一所重點高中，全校一共有三個名額。結果快要開學報到的時候，上面來了通知，說那一所高中不對我們學校招生了。結果我們幾個人都沒有去成。這是我遇到的第一次挫折，心理上的打擊很大。因為我不想上普通的高中。

後來為了給家裏省一點學費，不得已，就上了一所中等專業學校。可是一年之後的 1961 年，趕上國家「三年困難」時期，全國中等專業學校全部休學。於是我輟學在家，這是第二次挫折。

主持人：那是三年自然災害時期？

李老師：對，那時候叫「三年困難」時期，所以我只好輟學回家。

1961 年年末，衛生部號召名老中醫帶學徒。我的中醫老師柴浩然先生，也是我的姑父，他是山西省的名中醫。他對我說：「只要是你同意，可以收你為徒，學習中醫。」其實，我年輕時並不喜歡學中醫，因為看老師做中醫太累，也沒有什麼好。可是那時候上清華、北大，根本連想也不敢想了。無可奈何，為了吃飯，才跟隨柴先生學了中醫。

從 1962 年初跟隨老師學習中醫，到 1964 年 9 月，我已經背完了藥性、方劑、脈學、針灸經穴、經絡循行路線和陳修園的《醫學三字經》、《醫學實在易》等，剛開始背《傷寒論》不久，「四清運動」開始了。上面來人宣佈，我老師所帶的學生，統統終止學習。那時候，「階級鬥爭為綱」的氣氛很濃，老師家裏的成分是「地主」，我們四個學生中，包括我在內，共有三個家庭出身不好的。這是我三年中的第三次挫折，又一次的輟學。

父親和老師很冷靜，他們鼓勵我堅持讀好經典醫著，不要放鬆。於是我躲在家裏的小閣樓上，足不出戶一年有餘。《內經知要》、《傷寒論》、《金匱要略》、《外感溫熱論》、《溫病條辨》，就是在那種情況下學完的。直到 1965 年末，才重新回到老師的身邊。

主持人：當時就您一個人在小閣樓裏讀書？

李老師：那肯定是我一個人！完全是自學。當時，書桌旁就貼著孟子「生於憂患，死於安樂」那一段盡人皆知的名句，每天看著它，心中沒有悲憤，反而很輕鬆、充實。

主持人：您就把《傷寒論》等經典翻來覆去地看？

李老師：不只是看，是從頭到尾通背。當然老師也指出一些參考書。當時我手頭有兩本書用得最久，看得最多。即南京中醫學院編的《傷寒論譯釋》和《金匱要略譯釋》。比如學傷寒時，老師還指出一些參考書，有成無己的《註解傷寒論》、柯韻伯的《傷寒來蘇集》、尤在涇的《傷寒貫珠集》，我也買了二版教材的《傷寒論講義》。每一門課，都是先看這些參考書，理解原文的意思，接著就是反覆誦念，一直到從頭到尾的背下來。

背誦經典醫著，前後用了一年半的時間。一門課唸完之後，向老師匯報，就是一口氣從頭背到尾。那也算一種考試吧。當時，我從第一條到三百九十七條通背一遍傷寒論，是一小時三十分鐘，金匱是一小時五分鐘，溫熱論用二十分鐘，溫病條辨用五十五分鐘。

二十二歲之前中途輟學的經歷，這該是充滿憂患的一段經歷吧。

哈哈……

主持人：真不容易啊！挺坎坷的。

李老師：記得有一次和一位老朋友聊起往事，我用四句話來概括自己這大半生，這就是：生於憂患，不悔不怨，或逆或順，眼睛向前。

憂患兩字，從小至今，似乎就沒有離開過我。你沒有必要悔，它也不容你怨。所以逆也罷，順也罷，都覺得是平常的事。第四句眼睛向前，其實是生於憂患的結果。現在年紀大了，才越來越覺得，生於憂患是我這一生最大的幸運之處。把所有的困難、挫折都看得無所謂、很平常的時候，心身輕鬆了，精力集中了，豈不很好！

1966 年底業滿出師的時候，「文化大革命」已經開始了。行李還沒有打開，就全部被安排到基層農村去了。那時候，正在貫徹毛主席「6・26」指示，把醫療衛生工作的重點放到農村去。出身不好的，肯定要到農村去的。

我被安排到離我們縣城比較遠的一個地方。在那裏幹了六年，後來到另外一家公社醫院，也是在基層，加起來整整十二年。那個時候，你悔，有什麼用？你怨，有什麼用？只有做，只有幹。

主持人：那個時候您多大年齡？

李老師：那個時候我是二十二歲，一直幹到 1978 年考取我們大學的研究生。1978 年 3 月，我是在縣城看到中國中醫研究院發到各地的招生簡章之後，決定以同等學力的資格報考研究生的。那時候，中醫研究院和我們學校，對外是一個單位。那在基層中醫的心目中，是非常嚮往的全國最高中醫學府。招生簡章上列有三門考試科目，另外還標明五本主要的參考書。包括內經、傷寒、金匱、溫病、溫熱經緯。除了內經之外，傷寒、金匱、溫病我是從頭到尾通背了的。於是心一狠，就報了名，考吧！

剛來到我們大學的時候，心裏有那麼一種感覺，就像是我在《中醫復興論》的後記裏寫的那樣，覺得很得意，好像英雄走進凱旋門，一步邁到了北京。但是到北京時間不長，憂患意識又來了。那是因為衛生部中醫司老司長呂炳奎召集我們在西苑醫院開會。他在給我們做報告時，講了中醫面臨的許許多多困難和問題，都是我們在基層完全不知道的，感到非常驚訝。

呂老講到中醫的形勢和發展時，也講了他提出「三支力量」的見解。他為什麼要提出「三支力量」呢？因為西醫人家不干預我們，干預我們中醫的就是中西醫結合。因此他提出來「中醫、西醫、中西醫結合，長期並存，各自發展」。主要意思是，將中西醫結合與中醫分開。中西醫結合，你是拿西醫的一套西化中醫的，我們是獨立發展中醫的。

呂老先生還給我們舉了北京的好多例子。比如，廣安門醫院、西苑醫院、東直門醫院，真正的中醫是不能進病房的，因為你不懂西醫。主管病房的，只能是西學中，或者是西醫。如果遇到病重了，或者病危不治了，需要中醫會診的時候，這才把老中醫請過去。所以中醫在自己家裏，根本不能當家做主。我當時想，那還不如當初不要報考到這裏來呢。因為我們在基層，好多病都是以中醫為主，由中醫治療的。在基層那十二年，好幾千人交給了你，出了問題是你的，不用中醫怎麼辦！其實我們並不反對西醫，自己學習了不少西醫的常識，也主張與西醫臨床合作。

那時，有一位西醫同事，名叫楊萬成，他是一個喜歡學中醫的西醫，我們倆在臨床相互配合得比較多。我的西醫知識確實很有限，遇到西醫上的困難，我就請他來把關。他遇到中醫的困難，也常來請我。至於我遇到中醫上的難題，除了帶著臨床問題看書，還可以隨時請教柴老先生。

所以在那十二年裏，我與楊萬成先生合作，以中醫為主，治療了許多急難重症。比如，以非手術療法治療闌尾炎、化膿性闌尾炎引起的瀰漫性的腹膜炎以及宮外孕、膽道蛔蟲病、腸梗阻等。

主持人：療效很顯著？

李老師：是，很顯著。那時候，比較多的流行病，例如小兒的麻疹後的肺炎、流行性腦脊髓膜炎、日本腦炎等，我們也是中藥為主治療的。有一次，我與楊先生共同搶救一個「流腦」病人，患者十二歲，已經出現了瀰散性血管內凝血，當時稱作華弗氏綜合徵。患者面色鐵青，出血斑隱隱，斑色青紫，神志昏迷，處於休克狀態。

病人躺在土炕的一頭，我們倆就坐在土炕的另一頭。一方面從鼻飼管灌中藥，另一方面是西醫的打針、輸液，硬把那個病人給搶救過來。婦科、產科的病，我們合作處理的臨床病例也不少。時間長了，老百姓連接生也來找我們當醫生的。現在我回憶起來，我接生的，也有一個連吧，至少有一個連！

主持人：呵呵。

李老師：哈哈哈……有看不完的病，忙不完的事，你還顧得上埋怨，顧得上後悔嗎？沒有了。要說有憂患，那就是我們的臨床水準，還急需要提高。

到北京以後，令我感到、看到的，是另一種憂患。那一年北京招收的中醫研究生，是中國中醫教育史上的第一屆，共八十人。回憶我們那八十人中，我是第一個陷入研究中醫未來和前途的人。研究中醫的未來和前途，就是中醫科學學、軟科學的研究。

我從事這一方面的研究，到現在已經將近二十八年了。許多熟人、同學、朋友不理解。有人說：「你的專業基礎好，不論搞臨床，還是搞教學，既不費力，效果又好，何苦幹那些費力不討好的事呢！」有人說：「年紀大了，身體是第一，少操些閒心，就是養生。」我對他們說：「這些我都明白，但是已經病入膏肓，沒治了。」

其實，緊緊捆住我的，還是憂患這兩個字。從心底裏講，我至今覺得挺充實。在社會上做人，不論什麼時候，都不要說大話，更不要說什麼歷史的安排。自己覺得應當作的事，自己就不要放棄。要說是憂患意識，那也是自己心底裏的看法，是自己的志願和選擇。所以還是那兩句，或逆或順，不悔不怨。做人，不就是這樣嗎？

主持人：在中國古代，士大夫都是有一種憂患意識，為國家，為民族。

李老師：首先我要說明，「為國家，為民族」，這個提法離我很遠，我不配。我想，我這個人，我這一輩子，也許天生注定就是這個樣子。道家講，順其自然。我這一輩子是否在順其自然的做人、做事，我真的想知道，但我又真的不知道。到頭來，順其自然只能是自己的一種心願而已。小時候的憂患，是家庭階級成分的問題，那是社會的問題。後來，上學遇到的挫折，後來的考研究生，現在的中醫科學學、軟科學的研究，似乎都不一定是自己有意的安排，也許這就叫順其自然吧。不論讓你幹這個，還是非不讓你幹那個，你說你怎麼辦？所以我才這樣說，生於憂患，不悔不怨，或逆或順，眼睛向前！你只能順著自然往前走！

古往今來，中國人對讀書人都是很尊重的。讀書人，過去叫做學人、學子，現在叫知識分子。而知識分子，總是要有一種批判精神的。而且這種批判精神正是知識分子的本分，是自然而然的天性。所以如果體現不出這種本分和天性，那就不要自稱自己是知識分子。

至於知識分子的批判精神，我想應該是既對自己不滿足，也對現實不滿足的那樣一種品格。有這兩個不滿足，知識才會長進，知識才有價值。這應當是讀書人的一種共有的品格和精神。因為你多念兩頁書，你比別人多知道一點東西，你看事物、看社會可能會多發現出一些不足或毛病，所以你就必須有這種批判精神。

從社會學的角度看，如果一個讀書人對於現實沒有不滿足，或者沒有批判性的看法，那就不一定是合格的知識分子。這一點，連中國古代的封建皇帝都懂得，明君不是同樣喜歡那些勤於進諫和敢於批評的人嗎？因為發現不足或毛病，是推動社會發展的動力；解決不足或毛病，人類的知識就在進步。

中醫往後會是什麼樣子，我相信還像前面說的一樣，眼睛向前。我們什麼時候總是要朝著前面看，這一點是肯定的。進入八十年代，「文革」結束了，憲法總則關於發展中醫的規定頒佈了，以振興中醫為己任的衡陽會議召開了，國家中醫管理局成立了……就中醫的外在環境來說，都已經好起來了。剩下的，就是你幹好你的學術領域裏應當作的事，研究和解決好你專業內應當研究和解決的問題！這正是我們中醫界知識分子們的責任呀！

主持人：李老師，曾在您的「岐黄文化大講堂——中醫臨床辨惑」講座中知道了哲學是中醫的基礎，請問對於中醫學子在學習哲學時，需要有怎樣的步驟和方法。

李老師：中醫學習哲學的步驟、方法，這個問題我思考得不多。這裏只說一下我的兩點感受。我學習哲學，開始是愛好，後來是需要。尤其 80 年代以後，越來越覺得要學好中醫，必先學好哲學。

開始是愛好，怎麼說呢？我的父親對「四書」比較熟。所以我從小耳濡目染，受他的影響比較多。小的時候，在如何做人，如何做事上，父親的指點多一些。無形之中，對哲學的思想觀念，逐漸產生了愛好。儘管那時候我還不完全知道什麼是哲學，但事實上已經常常在接觸哲學了。「四書」裏的哲學，偏重於社會倫理學。

《論語》裏講的道理，說明白了，就是社會倫理學的方方面面。而社會倫理學，正是哲學的重要內容之一。《孟子》

裏講的，更是社會倫理具體化的東西。至於「四書」裏的《大學》和《中庸》，則是從倫理學，上升到純粹哲學的代表，它是中國哲學的精華所在。

如果從哲學的結構上來說，《大學》是關於哲學裏的認識論的基本學問。用西方的說法，認識論就是知識論。中國哲學的認識論言簡意賅，提供給人的思維空間卻很大。「格物致知」四個字是其核心，而「格」字的意蘊更深。《中庸》所談的核心是什麼呢？那是通過儒家的學說，也就是儒家的弟子們懂得的學說，突出地討論哲學在目的上最基本的觀念——中和。

比如，《中庸》裏講：「喜怒哀樂之未發，謂之中；發而皆中節；謂之和。中也者，天下之大本也；和也者，天下之達道也。」這是《中庸》裏最關鍵的名句。什麼意思呢？「中」，是事物運動變化過程中的最佳狀態，是無所偏倚之道；「和」，是事物運動變化過程中，相對地接近最佳狀態的狀態，是道不可離之意。如果把「中」視之為今天所說的絕對平衡狀態，那麼「和」則是相對平衡狀態。

《黃帝內經》講到中醫追求的目標時，說的是「以平為期」，《傷寒論》的說法是「陰陽自和」，其實意思都一樣，都是從《中庸》的中與和那裏來的。也就是說，中醫追求的最高健康目標就是中和，也就是平，也就是陰陽自和。所以，從《中庸》的角度上看中醫，中醫的這個「中」，其實不應該理解為中國的「中」，應該理解為中庸的「中」。或者說，中醫原本就是追求中和的醫學，「致中和」的醫學。從這個意義上講，學中醫是不能不懂哲學的。用哲學來理解中醫應當性「中」，它與西醫的本質區別，便一目了然了。

「後來是需要」，什麼意思呢？後來我真的做了中醫，特別是考研之後，才逐步覺哲學對中醫而言，是絕對的需要。我們要理解中醫，要學透中醫，真正弄清楚《黃帝內經》裏面的含義，不僅僅是文字語言的問題。

文字語言問題，那是「小學」的功夫問題。完整、準確地理解文字語言背後的真正意義，或者說醫學的醫理，就要靠哲學了。醫理借哲學而立，所以哲學能夠幫助我們真正理解《黃帝內經》文字背後的醫理。比如《說文解字》，你要知道每一個字，每一個詞是什麼含義，從文字學上講，需要有《說文解字》。

要通醫理，單有文字語言學肯定是不夠的。我們在《黃帝內經》的傳播中，最大的缺乏是我們的哲學貧困，缺乏中國哲學的傳統思維，所以《黃帝內經》裏的許多真正的道理，沒有用哲學觀念和思維把它講清楚。講《黃帝內經》的人，本身缺乏哲學底蘊，本身就沒有理解清楚，這是最可怕的。比如，談到《黃帝內經》的歷代注家，說來說去，素問就是王冰，就是張景岳。王冰，他對道家肯定研究得很多。張景岳講：「不知易，不足為大醫。」如果他沒有對哲學的理解，他怎麼把《內經》和《易經》聯繫起來呢？

所以我研究生畢業之後，因為學術研究上的需要，我開始主動地補課，補哲學課。開始先學《老子》，接著又學佛家的東西。學佛家的東西，是我受到孫中山的一句話的啟示。他講：「佛學是哲學之母，佛學可補自然科學之偏。」這才打消了佛學是迷信的糊塗觀念。所以我認真地琢磨的佛家經典，主要是兩部，即《心經》和《金剛經》。

比如《心經》，它的字數不多，滿篇只有 268 個字，其中還有 8 個字是它的題目，原文只有 260 個字。因此，沒有參考書，沒有人給你講，那就很難理解它的意思。我看了好多種解讀、註解《心經》的書，其中，黃念祖先生在《心聲錄》的一個解釋，對我啟發很大。他說：「在古往今來的哲學著作中，涉及範疇之廣，論理之深，《心經》是絕無僅有的。」由此可見，《心經》的哲學意義和評價了。

主持人：是大乘裏面般若經的精華。

李老師：是的。按照黃念祖的說法，《心經》是經中之經。所謂的經中之經，它有兩個含義，一個是諸經的核心，一個是治理人心最重要的大道。所謂治理人心，就是治人思路、觀念，幫助人思維、觀察、思考的哲學。

九十年代之後，我接觸了《聖經》。接觸這方面的內容，是因為受到《聖經》神學家的啟示。那些傳播《聖經》的神父，好多都是哲學博士，神學博士。就《聖經》裏面的哲學道理而言，西方哲學的本體論、形上學，還有認識論、倫理學，涉及的內容很多。說對《聖經》感興趣也罷，需要也罷，還是希望有利於對醫學的思考。當初的出發點，就是想知道同時期其他國家的思想家，是怎麼思考的。我們中國的哲學，從《易經》到《老子》，到儒家的《四書》，其中講了那麼多哲學的東西，代表了東方，或者我們中國人思考問題的方式。其實，東西方哲學的基本思想、觀念都是相通的。從當時人們思維所面臨的對象，和背後形成的思維結晶，這些都是相通的。

所以學習哲學以後，逐步悟出了一個道裏來。從古到今，從整個人類文化科學的發展來看，先後出現了兩次高峰。一次高峰是我國的春秋秦漢時期，相當於古希臘、羅馬時期；一次高峰是歐洲文藝復興以來。從春秋到秦漢，差不多是一千年。從《聖經》的舊約時代，到公元初耶穌被釘死在十字架上的新約時期，也差不多是一千年。

主持人：噢。

李老師：因此，人類文化的第一次高峰，在春秋秦漢時期。不能把春秋秦漢時期視為中華文化的起點，視為古代的原始階段，那是一個無可置疑的高峰時期，真正偉大的文化高峰。不論中國人講哲學，還是西方人講哲學，都自然而然地回到了那個時期，那個哲學的高峰時期。

中國講哲學，講來講去，還是先秦諸子的那些東西。至於宋明理學家的那些東西，都是在先秦諸子基礎上的發揮。與儒家、道家的區別，多是表述上，語詞上的區別。基本思想、觀念、內容，大都一樣。如果說回答你們的問題，我只能說自己學習哲學的過程是：從愛好到需要。

主持人：我一直覺得學哲學，對做醫生的人本身特別有關係。他能夠讓我們自己心裏明白一些事情，心裏能夠放下一些事情，然後把心提到正確的道路上來。

李老師：對！你說的這些，主要是哲學中倫理學方面的東西。

主持人：那在您十二年的基層鍛鍊中，就是自己邊臨床、邊看書這樣不斷地積累著？

李老師：基本上是這樣的。我的老師柴浩然先生當時工作的地方，離我不遠，學術上、臨床上的問題，隨時可以向他請教。醫術是一個逐步提高的過程，我覺得有兩個方面挺重要：一個是理論的基礎，一個是成功的實踐。

另外，當時還有一個政治的問題。自己出身不好，政治上逼著你不敢犯錯誤，不能犯錯誤。你膽敢馬虎一下，臨床上把一個病看壞了，而且這個人是社會上階級成分好，有一定政治優越感的人，人家要提出來投訴你，那你就麻煩了，非受到加倍的處罰不可。所以，你要時時、處處認真、謹慎。這反而對我是一種極好的促進和監督。這是我早年的臨床中，一種特殊的受益。

主持人：那個時候政治關係緊張。

李老師：對的，特別緊張。說你是階級敵人，你馬上就是了。

主持人：逼得老師在臨床上膽大、心細。

李老師：對，你不敢犯錯誤，臨床上你不能心不細。當然，你說的膽大、心細，這是孫思邈的話，也的確如此。看病膽子不大，勇氣不足，有時候還真麻煩。同樣，心不細，馬馬虎虎，也真麻煩。

主持人：老師，我在臨床的時候發現，真正對於一些治療效果不好的病人，好多功夫要下在上班之餘，在上班之餘再去分析、去想它，想上一兩個小時，一條一條地去想，之後再看書，才有可能比較好一點地把握這個病人的情況。

李老師：你說得很好。我們那個時候坐診，常常是白天看病，晚上看書。一天的病看完了，很可能會有那麼幾個病人，你心裏覺得不夠踏實。那你晚上就要圍繞這幾個病去思考、去看書。在來北京之前的那十二年臨床中，這幾乎成了我的一種習慣。晚飯後的第一件事，先翻一遍當天的診療登記，回憶思考一下，再決定需看什麼書籍，查什麼方藥。

這兩年我們香港地區的同學們到菲律賓義診，他們臨床上儘量倣傚經方派的特點，遇到問題時，一群青年中醫坐在一起討論。在這方面，他們做得也蠻好。

主持人：他們的做法挺值得我們去學習的。

李老師：嗯，對。《傷寒論》裏的那些病例都挺典型，多是大寒大熱、大虛大實的病例。現在我們在城市看的一些病，從《傷寒論》的觀點講，有不少相當於張仲景所講的「壞病」。什麼辦法都用過了，不管用，最後找你來了。病人在接受你的治療之前，不知道已經用過多少方子，吃過多少不該吃的藥物。尤其是現在講養生，成天給人講應該吃什麼。依我說，不在教病人應該吃什麼，而是要病人知道他是什麼病機，再說他能吃什麼東西。其實，病人很難知道他是什麼病機的，因為審查病機的責任是醫生。而今天，我們常常藉口講養生，誤導病人亂吃藥，那對中醫還有個好？

主持人：老師，您之前說到中醫文化精神的潰敗，讓我聽了之後覺得這一點很發人深省，您可以就這方面跟我們再談一談嗎？

李老師：如果要說中醫文化精神的潰敗，先講一下什麼叫文化精神？應該說，文化精神是催生文化和傳承文化的動力。這種精神主要指人的文化態度。所謂的文化態度或者文化精神，我個人的理解是：文化精神就是只對文化負責，不受功利驅使的那麼一種完全、徹底的學術作風或者治學態度。這樣講的文化精神，其實和我們常說的科學態度差不多。但反過來看，關於科學態度，我們通常的說法是實事求是。不過我覺得，這樣說有些太平凡了。不管科學，還是文化，它原本都是一回事。文化的概念大，科學是文化的一個組成部分。這裏所講的文化精神，是只對文化負責，沒有別的所圖。我再強調一句話，就是不受功利驅使。

現在常常有這樣一種思維，我想要你發展，我要讓你發展，你發展起來為我服務……對於這種思維，從文化科學的角度上應當這樣講：說對不起，作為文化科學，我沒有那個責任，我只為了自身的豐富繁榮，我只為了認識真理或規律。所以，我們這裏才特別強調文化的徹底性，完全徹底的學術性。

我是搞學問的，我就專心地搞學問。比如，牛頓是科學家，搞科學研究的。他當年研究、發現力學三大定律時，並沒有想到下一步拿它要做什麼用，沒有想到功利。

後來在技術方面廣泛運用了力學三大定律，火車開動了，飛機上天了，衛星升空了……那不是科學，而是應用技術，應用技術是社會功利性的。

現在，我們許多人對科學和技術的界定，並不清楚，往往把兩者混為一談。五四運動以來中國引進西方的，主要是近代技術。真正的近代科學，不就是物理學、化學那一類基本原理嗎？有些是在中學時期學的，有些是在大學時期學的。我們常講，歐洲文藝復興帶來了人類文化科學的第二次高峰。這一高峰是以物理學、化學方面的科學進步為支柱的。把物理學、化學的科學原理用到社會的需求上來，用到功利上來，這是技術，不是科學。

所以，前幾年有人一直想糾正一個說法：應該講發展高新技術，不要講發展高新科技，更不要講發展高新科學。人們常常喜歡講「科學創新」，那不準確。其實，科學創新，談何容易？科學是對人們所認識的事物運動變化的原理、規律的總結概括。科學並不是人為地想創新就能新的。

有了人類這麼多年來，什麼時候才出現亞里斯多德，什麼時候才出現牛頓？有人說是必然，其實是偶然。創新，尤其是理論創新，或者科學創新，只是我們喜歡這樣講而已，但我們所看到的，基本上是技術創新。五四運動以來，我們引進了國外的近代技術，我們是用它把我們國家變富強了。還是要再重複一下，那不是科學，而是技術。

我們反覆講科學與技術的區別，講正確認識科學創新，是有目的的。中醫正是在這方面糊塗觀念的衝擊之下，被斥之為陳舊、落後、過時的。所以一講起中醫現代化、科學創新，就不假思索地將四大經典連同中醫的科學原理，統統地扔掉。好像覺得這樣做，就是科學創新，就是現代的做法，其實錯了。

我們說當代中醫文化精神潰敗，潰敗最典型的表現是中西醫結合。中西醫結合在全國搞了五十多年，可是到今天沒有人回過頭來想一想，中西醫結合是把中醫的經驗和西醫的經驗結合起來了？還是把中醫的技術和西醫的技術結合起來了？或者把中醫的科學和西醫的科學結合起來了？沒有人在這些問題上提出過質疑。

就科學、技術和經驗來說，經驗是知識的最低層次，技術是在科學理論指導下為實踐應用的功利性成果。因此就科學技術和經驗來說，最根本的，能代表事物本質屬性的是科學。那麼，中醫是不是科學？如果是，中醫的科學原理是什麼？西醫不用講了，大家都堅信西醫是科學的，西醫的生理、生化、病理、解剖這些東西大家都堅信無疑，但是，那能代表中醫嗎？

你搞中西醫結合，如果你認定中醫就是經驗，就像余云岫說的，中醫是經驗醫學。那好，中醫不是科學層面的知識，更談不上它的科學技術體系。那麼，中醫和西醫相比，一個是科學層面的，一個是經驗層面的，他們之間怎麼結合呢？你把中醫裏能揀來、能用上的拿來，剩下的一腳踢開，那行嗎？

你要講中西醫結合，你就必須回答中醫是不是科學。可是，五十年來我們沒回答這個問題。今天還有人說，中西結合醫學在中國已經形成了。你連什麼是中醫都還沒有搞清楚，中西醫結合的醫學體系就形成了嗎？這個謊也撒得太大了吧！這其實就是文化精神潰敗的典型表現。你在學術問題上講的空話、大話就把你拴住了，如若不是文化精神潰敗，你就把實事求是的證據拿給大家看。

就像我上面說的，中醫確實陷於憂患，我們確實生於憂患。既然生於憂患，這一時期把一大堆中醫學術問題都製造出來了，擺在我們面前了，我們不幹行嗎？如果那一個人說，我幹不了，那不要緊。中國有五十萬中醫呢，大家齊心協力，總可以了吧。總不能人人文化精神潰敗，誤了我們這個時代呀。

主持人：但是很少有人會這樣去反思自己。

李老師：所以這就要呼喚文化精神，大家共同來反思了。

主持人：有這種中醫文化精神的人太少了。

李老師：多和少，這個問題倒在其次。我們不能要求每個人都參與同一件事。就文化精神而言，在中醫文化傳承的過程中，我們首先應對中醫的文化背景負責，並對中醫的文化特色與優勢負責。現在問題的關鍵是，中醫文化精神沒有了，中醫隊伍便不攻自潰了，我們習慣上說的中醫界，也就沒有了。從這一點上講，這是我們面臨的最大問題，應當有緊迫感和憂患意識才行。

這幾年，國家拿出許多物力、財力扶持中醫。如果我們在科研上不管自己的研究成果值錢不值錢，只要把國家的錢給了我，我能花就行。那恐怕也是一種文化精神潰敗的表現。你花了人民的錢，總得給人民一個說法吧。總不能拿真錢，交假貨啊。

主持人：可現在大家都覺得這是理所當然的，然後還有好多人想拿中醫說明問題，比如：科研裏絕大部分能說得通的就是拿中藥裏的有效成分，你看我們是拿這個中藥的有效成分治療了這個疾病。而且價格要比西醫便宜，有效果。

李老師：從中藥裏提取有效成分。這有效成分，是不能代表中藥的。提取有效成分，那是過去西藥研究的一條老路。如果把所有的中藥都那麼提取一遍，當所有的中藥都變成西藥的時候，我問你，你按照中醫理論指導下的臨床，又能用什麼藥呢？

主持人：他們不能把中醫變質了，上面印個中醫的標籤，似乎是中醫，實際上已經變成西醫，這樣拿去，那人家更不能接受了。

李老師：是，這裏頭還有個簡單的道理，我們先須稍微靜下來想一想，不要只知道困守在混亂中做無效功。國外需要中醫，因為人家只有西醫；我們關著門，在家裏把中醫中藥西化，或者把中醫中藥化妝得像人家熟悉的西醫、西藥，人家還能要，還敢要嗎？就像你剛才說的，「似乎是中醫」，人家怎麼會花錢買你的「似乎」呢？

國外西醫最大的困惑，是藥物的安全性、有效性的問題。為什麼會產生這些問題呢？這要從西醫的基礎醫學來看，就藥論藥，是找不到出路的。其實，從西醫手中的解剖刀一出手，他面前研究觀察的對象，即器官、組織，就已經失去活著的人的意義了。解剖台上的器官、組織，解剖者只看它的形態、結構，如若不用於器官移植，它從此永遠是死的，沒有生命的意義了。再往下，顯微鏡下的細胞是活的，有生命的。但是解剖者只看它的形態、結構，活不活，解剖者並不關心。

形態、結構觀察之後，這時的細胞即使還活著，有生命，一方面，解剖者不可能把它再送回原有組織、器官；另一方面，從顯微鏡下拿來倒進垃圾桶的細胞，從此不會生還。至於進入生物分子、生物化學水平之後，離開人的意義更遠了。本質上講，已經踏進了非生命領域。

但是別忘了，西醫當代的藥物，是建立在生物化學基礎上的，或者非生命基礎上的。你要保證非生命水平上的化學藥，對人體的多種細胞，多種組織、器官和整體水平的人不產生毒副作用，那就難了。

我個人有時想，西醫如果能做到用化學方法製造出細胞，用細胞製造出組織、器官，用組織、器官製造出一個活的人，那時候，當今遇到的藥物安全性、有效性的問題，也許有可能解決了。然而，我們這裏講的是天方夜譚，離現實遠得很，或者憑人的能力，根本就不可能實現的事情。所以西醫遇到的困惑，是他的基礎醫學、藥學走進了牛角尖，即形而下的死胡同裏了。它的視野沒有形而上，或者它把人的形上特性忘記了。

但是人類幸運得很，中國人沒有忘記人的形上特性，並依據人的形上特性成功地發展出中醫中藥。所以我認為，假如西醫能理解我們這裏所講的道理，從他天方夜譚的牛角尖走出來，他一定會真誠地拜中醫為把兄弟，結為人類醫學永遠的盟友的。

在近代科學主義猖獗的潮流中，中國人總是那麼愚昧，總是那麼不聰明。今天的西藥，是化學合成或者化學提取出來的。不論化學合成，還是化學提取，在西藥上都是一回事，它的治療靶點，都是以生物化學水準為依據的。那麼請問，現在從中藥材裏提取有效成分的做法，是不是化學提取法？如果是，那麼西方解決不了的西藥毒副作用問題，你怎麼能保證你的化學提取法不會重蹈覆轍呢？你怎麼能保證你的化學提取藥對人體所有的細胞，所有的組織、器官，以及所有的人都不產生毒副作用呢？它是針對細胞去的，你也是針對細胞的，它站不住腳，你怎麼就必然會幸運呢？中國人為什麼不能從兩種醫學模式的角度，來認識自己的中醫，而一定要跟著化學的思維埋葬中醫呢？

我們用了五十年的心血提取的青蒿素，現在人家可以合成了。這裏先要說明，我們決不否認這種研究的意義。但是我們需要想一想，青蒿是中藥，青蒿素也是中藥嗎？國家藥典把青蒿素放在西藥裏了，它也確實是西藥，不信，你打開藥典去看看。我們國家的中藥現代化，基本上以此為方向。如果這樣，若干年後，中醫還有中藥可用嗎？

我們分析的這些，都不是什麼高深的理論問題。只要你把功利的心放下，順著這個思路去想，用上中學時學的那些常識，就能夠解決這些問題。現在我們中醫藥科研上有些領軍人，有點像韓復矩。

他手裏有項目，拿著錢，他叫你搞科研，你說不對，那對不起，你就別想再吃飯了。侯寶林先生把軍閥韓復矩的趣事，放在他的「關公戰秦瓊」相聲段子裏，最後的一句話說：「他叫打來你就打，你若不打他不管飯。」人活著固然要吃飯，但人吃飯絕不是只為了活著。搞科研，先得把你是幹什麼的這一點搞清楚，然後再說你應該研究什麼課題。

在國外，人家把他們的傳統療法稱之為替代療法，我們急忙追在後面說，中醫就是替代療法。世界上沒有任何一種傳統療法，可以與具有基礎科學體系、臨床辨證技術體系的中醫相比。我們為什麼自己砍去頭與身，自己降下身段，與不成熟的，沒有科學技術體系的替代療法為伍呢？果真為伍，人家是替代療法，中醫也是替代療法，你「走向世界」，跑到人家國外有什麼意義？

主持人：老師，那麼現在對於我們中醫學子是不是可以尋找到一些願意做純中醫的，一起研究學習點東西，在社會上也得產生一些作用，像香港地區的同學去菲律賓義診這樣？

李老師：首先，「純中醫」這個說法不恰當。中醫就是中醫，西醫就是西醫。按照中醫的理，討論中醫臨床的事，理所當然，用不著加一個「純」字，反見多餘。

總的來說，我對中醫還是信心十足的。問題是要有真正的學術自由，學術民主，學術面前人人平等。總之，要聽不同意見，要敢於面對歷史，勇於總結教訓、承認錯誤，哪怕是否定自己的錯誤。

比方說，有許多學術問題，是學術界自己給自己上的枷鎖，當然也有別人加給中醫的枷鎖。這不要緊，要緊的是趕快解脫。當解掉這個枷鎖的時候，我們還要問這是張三加上的，還是李四加上的嗎？我想這也不是政治問題，和政治無關，我們講的純屬於學術問題。

我在多篇文章中，都談到過這些問題。現在這層窗戶紙，就快要徹底捅破了。最近有許多跡象，值得注意。

比如，有一位講者洪虎，他做過吉林省省委書記，後來是全國人大法制委員會副主任。他講的題目是，《關於扶持中醫藥事業發展的若干思考》。在講到「關於調整發展中醫的政策」時明確提出，「我認為可以用中西醫配合的提法，取代中西醫結合」。其理由有三：一是體現了同等發展中醫、西醫的國家意志；二是表述了中醫、西醫長期共存的事實；三是確立了中醫、西醫按照自身規律各自發展又互相補充的特點。這是來自國家領導層的最準確、最深刻、最具體、最懇切的表述，和我在多篇文章的提法完全一致。

把解除「中西醫結合名義下西化中醫」枷鎖的理由，講得很清楚。今後應該做的，就是把中醫和西醫在臨床上的優勢組合起來，為臨床服務，為病人服務。我想，青年中醫正面臨著一個大有作為的歷史時期。應該學什麼，做什麼，自己一定會明白。

主持人：現在有個現象：各主流媒體上都存在「養生熱」的現象，請問老師您對此有何見解？

李老師：現在，關心中醫的人很多。但其中有一些關心得不是地方。像你所提的電視台上養生熱的現象，也許是我們中醫界對內容把握不當，也許是過分遷就某一層次觀眾的胃口，也許是電視台要提升它的收視率。可能還有其他原因。不過我認為，電視台講養生，對普及中醫有好處，這一點要肯定。

普及，就是科學普及，簡稱科普。它首先要堅守科學原則，特別是中醫本身的科學原理。中醫的科普很難做。一方面，由於大家共知的原因，中醫我是誰，我是怎麼來的，這些最根本的學術問題，中醫界還在討論、爭議中。另一方面，要將中醫養生的原則、道理，講給普通老百姓，行外人，難度更大。

1982 年我在中華全國中醫學會工作期間，根據任應秋先生的建議，全國中醫學會應當有兩個代表性的學術期刊，一個叫《中醫學》，一個叫《學中醫》。我們為此向上級打了報告，上級也批准創刊了。《中醫學》後來定名為《中國醫藥學報》，我曾在其中主持編輯工作，但是《學中醫》至今未見刊。所以，我是沒有勇氣講中醫科普的。

另外我認為，電視台講養生，首先要定位中醫科普的對象問題。科普的對象，一是大眾，二是本專業的初級人員。在大眾裏，有藍領，有白領；有喜歡知道具體用法、方藥、食療的，有喜歡瞭解中醫理論常識，或文化淵源的。倘若講具體用法、方藥、食療多了，看以豐富，實則無用，甚至流於媚俗，誤導觀眾。而且，因為方藥、食療的理，掌握在醫生的手裏，所以方藥、食療的使用，最後還要返回到醫生的手上。倘若把理論常識、文化淵源講深了，就讓人感覺到太專業，難理解。還有，中醫的產生、存在、發展、傳承，是一種嚴肅的文化現象，而且近代中國人的文化普及水準也有一定的提高，所以面向大眾的中醫科普，應當以中醫的理論常識或中醫文化知識為主。

這方面的定位、選題角度不要亂，力求準。否則一亂，就影響一大片，不僅對中醫無益，反而有害。

主持人：所以傳媒是希望能提出一些大家關心的，或者奇怪的事情來吸引大家？

李老師：我想，你說的「傳媒是希望能提出一些大家關心的」東西，這一點，應該是我們共同的願望。不過，傳媒畢竟不是中醫專業，這方面，還需要我們專業人員與傳媒合作，用好這一平台。倘若有的人想利用傳媒這一平台來炒作自己，甚至炒作出一些奇奇怪怪的東西來誤導大眾，那就不好了，那就是在「自毀長城」了。

主持人：老師，您能說說您認為我們中醫學子們應該具備一些怎樣的品德和從業素質？還有就是在中醫文化精神方面。

李老師：嗯，其實從業素質裏，也包括品德，即醫者的道德。醫德的基礎是對生命的敬畏，是做醫生的天性。說的再低一些，那是做醫生起碼的職業責任。作為醫生，在這裏沒有得失，只有責任。自己也是一條生命，你能允許別人對你自己不負責任嗎？這方面，中醫歷代的醫家已經講得很多，我想講另一個特殊性的問題。

中醫的醫德不僅是要有仁心，它還有另一層特殊的含意。特殊在哪裏呢？特殊在中醫是一門思辨性的科學。這裏的思辨，即思維判斷或者理性思維的意思。

近代哲學中常常把思辨等同於唯心，與我們這裏的思辨，完全不是一個含意。中醫強調辨證論治，誰給你辨，誰給你論，當然是既有堅實中醫理論基礎的，又有理性思維能力的你自己。所以我在「中醫辨證論治的思維程式」的專題講座裏，將中醫臨床辨證論治的思維程式，概括為十個環節。從四診開始，到病機診斷、治則確立、方劑選擇，藥物運用、療效觀察的整個過程中，全部是依靠醫者的理性思維來完成的。在這其中的任何一個環節上，只要醫者稍有走神，稍不認真，就可能影響患者整個的臨床效果。

做中醫不會像西醫那樣幸運，各種檢驗、檢查單據一經開出，就可以坐在那裏等診斷結果。診斷結果一旦出來，對號入座的程式化的診斷、治療方案就盡人皆知了。不僅醫者輕鬆，而且患者確信無疑，不必解釋。所以，講到這一特殊性時，我常說，中醫的醫德不僅具有人文道德、敬畏生命的普遍意義，而且具有確保辨證論治思維程式能夠順利、有效完成的特殊意義。

《素問》「至真要大論」以後的「七小論」，後來的一些醫家，如張仲景、孫思邈、陳實功、龔廷賢等，都講到過這些特殊的意義。似乎張仲景的「傷寒論原序」、龔廷賢《萬病回春》裏的「醫家十要」，講得更完整、更條理一些。

所以在港台地區有關大學執教的過程中，尤其是講授四大經典的課程中，每一課開始的第一件事，就是把歷代一位醫家治學、行醫的一句道德行為格言，抄給同學們。每一次講授《傷寒論》課程的第一節課，就是講解一遍「傷寒論原序」。而且我把原序，稱之為執業中醫的醫訓，要求學生熟背下來，作為一輩子執業生涯的一面鏡子，天天拿來照一照自己。

我們學習中醫，目的是為了臨床療效，而臨床療效的根是理論。所以，就從業素質來說，要想提高臨床療效，先要把中醫臨床的根在自己的心裏頭紮牢。

從這個意義上講，說來說去，還是四大經典。四大經典學好了，根子紮牢了，往後的路就比較開闊了，容易走了。這不是我們保守，而是幾千年的歷史和實踐，反覆檢驗，充分證明了的。所以忽視四大經典，是對中醫歷史、實踐的無知。

如果你對愛因斯坦的相對論、牛頓的力學三定律不懂，你就沒有資格忽視、歧視它；如果你要想超越它，那你首先要認真地學懂弄通它。閉著眼睛空喊創新的，很可能就是弱智。科學的原理、真理，是超越時間和空間的。只要相對論、力學三定律的真理性沒有被推翻之前，它就是超越時間的，就是新的。相對論、力學三定律為中國人、世界人所認同、所遵循，它就是超越空間的，就是新的。這才是對「創新」的辯證法思維。

再一點，我們一定要學會站在歷史的置高點上看問題。近代中國文化的傳承，的確處於一個歷史的低谷，但是現在我們舉國上下都在講復興，這是顯而易見的轉折點。我們今天正處在這樣一個新的歷史的轉折點上，所以我們都是歷史的幸運者。

中國的中醫在過去幾千年防病治病的過程中，功勞是抹殺不了的。國外的西醫在快速發展中遇到它解決不了的問題，所以他呼喚傳統醫學。

我們中醫是世界傳統醫學裏面理論體系最完整，治療方法最豐富，臨床療效最可靠的傳統醫學。國外呼喚傳統醫學，其實就是呼喚我們中醫。所以年輕的中醫們，千萬不能在你們的手中把中醫埋葬掉！

這幾十年來，我們就是在自己消滅中醫，藉中西醫結合之口把中醫西化掉。在消滅的過程中，還在唱高調，唱中醫要走向世界。這是一個自相矛盾的笑話。

作為年輕的中醫，我們首先要在自己的頭腦裏把中醫復興起來，這是最關鍵的。我認為，幾十年來西化中醫的做法，原本是一條「不可能被西化的中醫西化不歸路」。這樣講，是有充分的理論科學根據的。

我總覺得，中國人自己消滅中醫的彎路，走不了多久了。擺在我們面前的道路只有一條，把中醫從根救起，並儘快全面復興。我們這種聲音現在似乎還比較微弱，其實關注我們的人，已經是相當多的了。

主持人：我們先把自己的中醫復興起來！

李老師：是，我們自己先復興！人家要我們原汁原味的中醫，不要我們變成西醫的中醫。人家的西醫比我們強，人家也希望我們的中醫比世界任何各國都強。你們說，中醫如果不復興，能行嗎？

主持人：謝謝老師！

（原載於《岐黃學人》2010 年第 2 期）

歡迎至本公司購買書籍

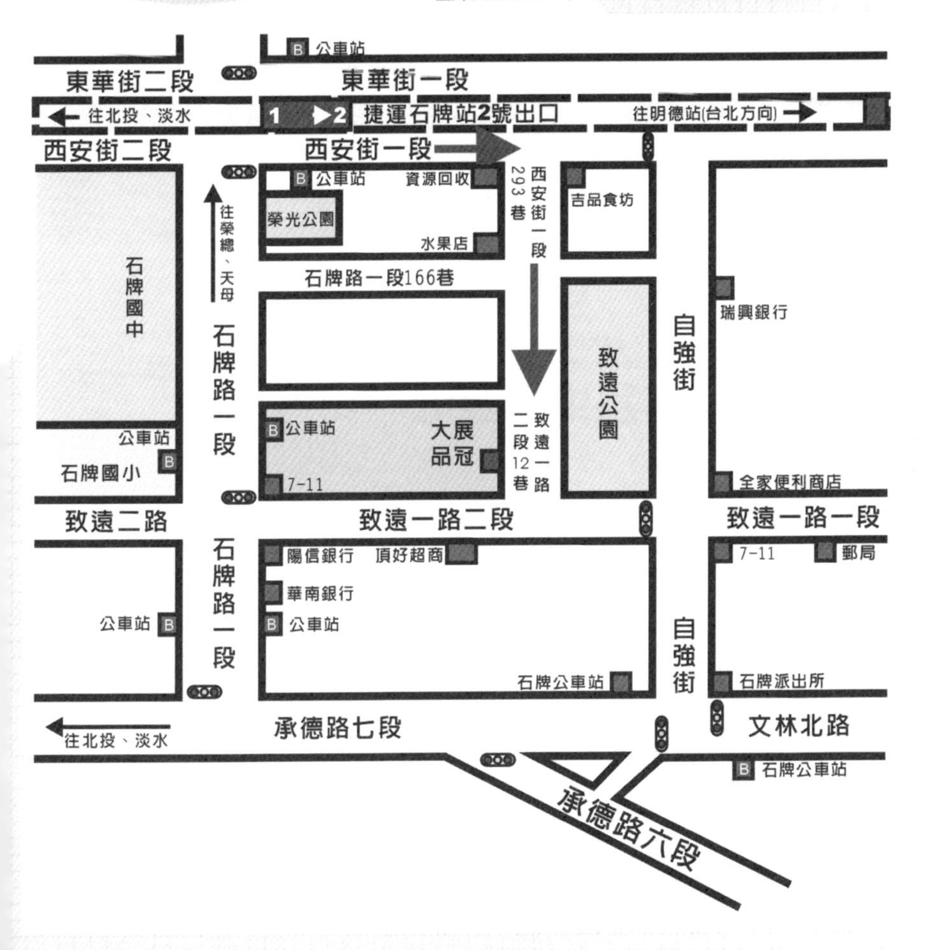

建議路線

1.搭乘捷運・公車

淡水線石牌站下車，由石牌捷運站2號出口出站(出站後靠右邊)，沿著捷運高架往台北方向走(往明德站方向)，其街名為西安街，約走100公尺(勿超過紅綠燈)，由西安街一段293巷進來(巷口有一公車站牌，站名為自強街口)，本公司位於致遠公園對面。搭公車者請於石牌站(石牌派出所)下車，走進自強街，遇致遠路口左轉，右手邊第一條巷子即為本社位置。

2.自行開車或騎車

由承德路接石牌路，看到陽信銀行右轉，此條即為致遠一路二段，在遇到自強街(紅綠燈)前的巷子(致遠公園)左轉，即可看到本公司招牌。

國家圖書館出版品預行編目資料

醫醫——告別中醫西化 / 李致重著.
——初版，——臺北市，大展，2017 [民 106.05]
面；21公分—（中醫保健站；82）
ISBN　978-986-346-160-9（平裝）
1.中醫　2.中西醫整合

413　　106003250

醫醫——告別中醫西化

編　　著／李 致 重
責任編輯／謝 一 兵
發 行 人／蔡 森 明
出 版 者／大展出版社有限公司
社　　址／臺北市北投區（石牌）致遠一路 2 段 12 巷 1 號
電　　話／（02）28236031，28236033，28233123
傳　　真／（02）28272069
郵政劃撥／01669551
網　　址／www.dah-jaan.com.tw
E-mail／service@dah-jaan.com.tw
登 記 證／局版臺業字第 2171 號
承 印 者／傳興印刷有限公司
裝　　訂／眾友企業公司
排 版 者／菩薩蠻數位文化有限公司
授 權 者／山西科學技術出版社
初版 1 刷／2017 年（民 106 年）5 月

定價／250元

大展好書　好書大展

品嘗好書　冠群可期

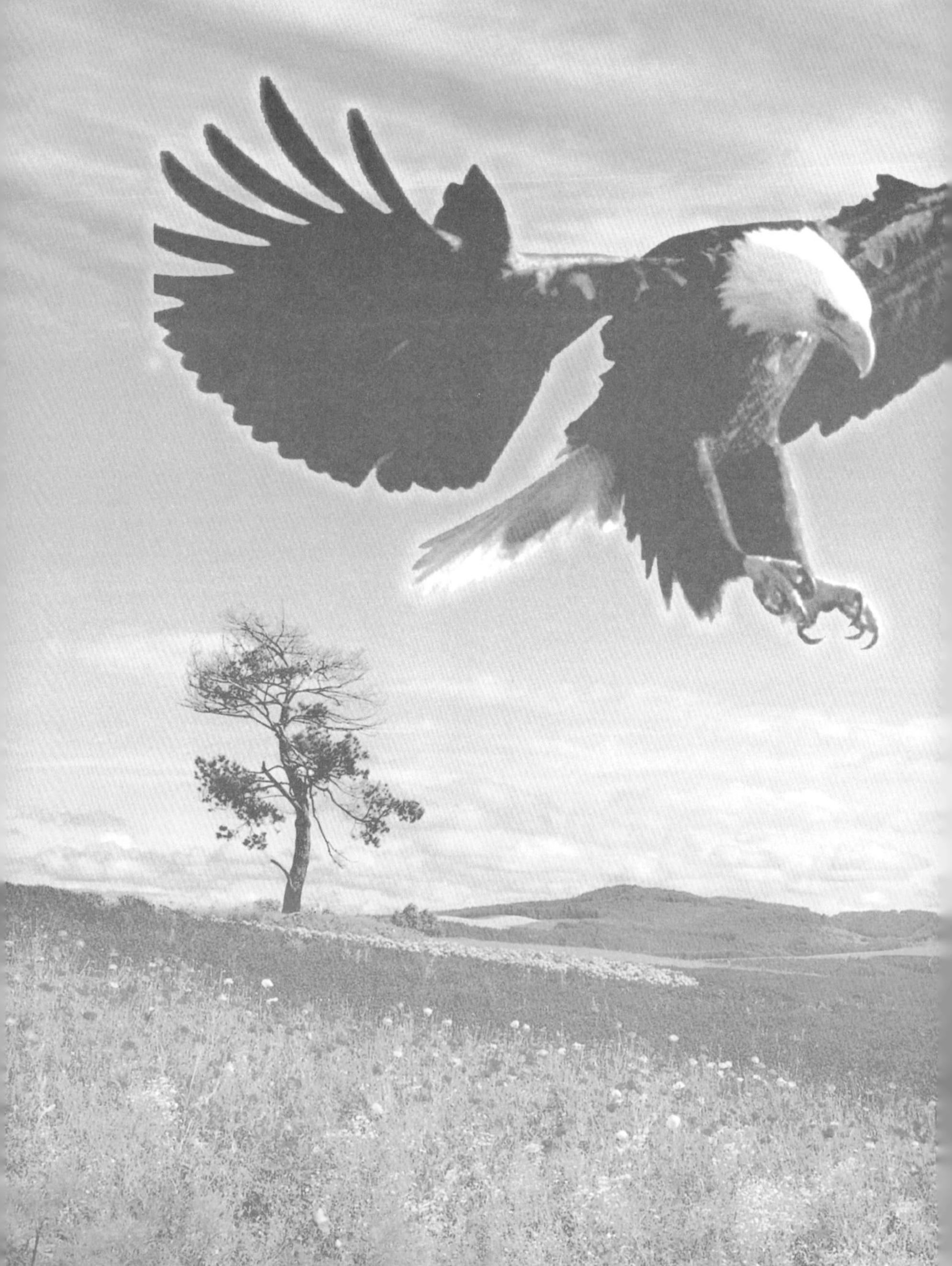

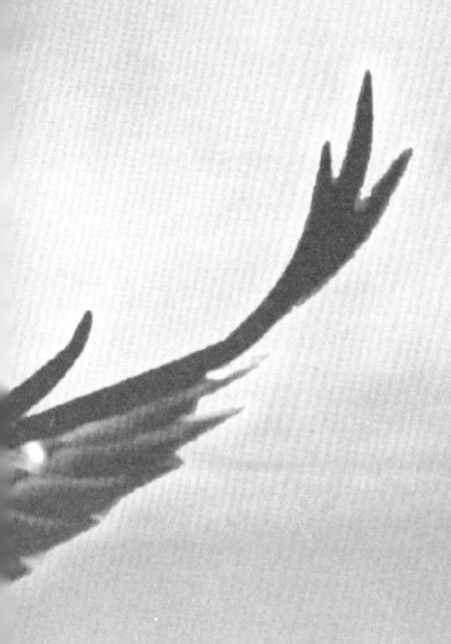